日本音響学会 編
音響テクノロジーシリーズ 11

聴覚診断と聴覚補償

医学博士 舩坂宗太郎 著

コロナ社

音響テクノロジーシリーズ編集委員会

編集委員長

九州大学
工学博士　吉川　　茂

編 集 委 員

会津大学
工学博士　杉山　雅英

千葉工業大学
Ph.D.　　鈴木　英男

防衛大学校
工学博士　中村　敏明

鳥取大学
工学博士　西村　正治

竹中工務店技術研究所
工学博士　日高　孝之

富山県立大学
工学博士　平原　達也

東北大学
工学博士　和田　　仁

(五十音順)

(2006 年 12 月現在)

発刊にあたって

　空気や水なくして音は存在せず，音なくして人間の生存は難しい。空気，水，土，木といった物質は音という物理現象が出現するために不可欠な場であり，人間の生活が営まれている環境を構成する場でもある。音は，これらの場を通して多様な情報をやりとりするための手段として人間社会における存在価値を発揮してきた。また，音が伝える情報は本質的に人間の生存に係わっているが，音楽のように人間生活の楽しみを与えたりもする。

　音が社会的存在であることは音楽や楽器にみられる時代的変遷からもよくわかるが，「騒音レベル」の時代的変化について想像してみれば，またすぐわかる。いったい，世の中の騒々しさは古代，中世，近代，現代とどのように変わってきたのであろうか？　産業革命の原動力としての近代科学とその進歩は，騒音の急激な増大をもたらした。熱力学におけるエントロピーのように，騒音は時間的に増大していかざるをえないようにも予想される。これを食い止められるのは，やはり知恵としての科学技術（音響学）をおいてほかにはないであろう。

　一方，楽器にみられる時代的変化をピアノにみてみよう。ピアノが誕生したのは今からほぼ300年前である。その頃のピアノは，演奏するとガタガタいって相当にうるさい。しかし，現代のピアノは非常に静かで，演奏に伴う騒音がほとんどない。すなわち，ピアノは産業革命以来，機械化を促進することによって「静粛化」の道を歩んできたといえよう。その結果，pp から ff までの広いダイナミックレンジを実現するに至った。

　これはきわめて逆説的である。どうしてこのような静粛化が人間社会では起こらなかったのか？　それは結局，人間社会があまりにも多様でいろいろなベクトル（人間）からできている確率論的（統計熱力学的）集団であるからであ

ろう。ピアノもさまざまなベクトル（部品）からできているが，それらがピアノという一つの完成品に向かっているところに違いがある。

しかしまた，このピアノを科学的に理解することは容易でない。現代の高度に発達したコンピュータ技術をもってしても，機械的にピアノを設計し，製造することは不可能である。ピアノの音を設計するには，まず人間の耳を必要とし，試行錯誤的な過程をたどることになる。このようなヒトとモノと音との係わりは，現代社会においてますます複雑化している。その中で，音響学はマルチメディア化，老齢化などに伴う広範囲にわたる問題の解決に貢献すべき学際的な学問として成長していく必要がある。

そのため従来の縦割り的な研究分野別の構成によらず，複数の分野に横断的に係わるメソッド的なシリーズとして「音響テクノロジーシリーズ」が企画された。これを日本音響学会創立60周年記念出版とすべく，平成5年度に編集委員会が発足し，東倉洋一編集委員長の下，出版企画が進められ，これまでにコロナ社より7冊が刊行された。平成13年度には，第二次編集委員会が発足することになったので，本文は「続刊にあたって」とすべきかも知れない。

第二次編集委員会では，当初の編集方針を尊重しながら，さらに時宜を得た内容で，まとまりのある書物にすべく検討を重ねてきた。特に，音響技術に関するメソッドの体系化や実験・計測に関する実用的知識の提供にとどまらず，音響テクノロジーの基礎としてのサイエンティフィックな論拠も大切にしながら，音響学の多様性，現代性，面白さをアピールしたいと考えた。本シリーズが音を問題としている学生，研究者，技術者の要求に応えるだけでなく，音響分野の教育に携わる人，音との係わりを求める広範な分野の人々にも参考になれば幸いである。

最後に，本シリーズの刊行にあたり，企画と執筆に多大なご努力を頂いた編集委員と著者の方々，ならびに出版に関して種々ご尽力頂いたコロナ社の諸氏に厚く感謝する。

2004年3月

音響テクノロジーシリーズ編集委員会
編集委員長　吉川　　茂

本書の企画・編集にあたって

　音には物理的な側面と聴覚的な側面とがある。太古の昔から存在している大気を震わせる物理的な音波と私たちが聴くことによって生じる音の感覚の二つである。しかし，音を操るさまざまな技術を手中に収めた私たちは，ややもすると，音を処理して音の感覚を生じさせる聴覚のことにあまり注意を払わなくなっている。さまざまな理由によって聴覚機能が衰弱したり，故障したり，失われたりすると，私たちはその大切さを思い知ることになる。「視覚障害は人と物との間に壁をつくり，聴覚障害は人と人との間に壁をつくる」とはヘレン・ケラーの言葉である。音が聴こえなければ，世界は無味乾燥なものになるだろうし，日々のコミュニケーションにも難儀するだろう。社会の高齢化が進む中，これは他人事ではない。

　私たちの社会生活に欠かすことができない聴覚に関して，その不具合を見つけ出しその機能不全を補完する技術は，電気音響機器やディジタル信号処理などに関する先端技術だけでなく，音声学や音響学，さらには聴覚系の構造と機能や耳鼻咽喉科の医学的な知識を踏まえたうえでないと成り立たない。しかし，聴覚生理学や耳鼻咽喉科学や聴覚検査に関する成書の多くは医学書として発行されてきたため，音響工学の研究者や技術者がこの学際分野の知識を体系的に得るためには，かなりの努力を必要としてきた。そこで，本書では，音感覚に関する生理学的測定法と補聴器や人工内耳などの聴覚補償装置について，臨床的観点だけでなく音響技術の観点も含めて，体系的に解説していただくことにした。

　音響テクノロジーシリーズでは，音感覚の心理物理的測定法について著した「音の評価のための心理学的測定法」と，音に関連する障害者に対して現在の

技術がどこまで助けることができるのかを著した「音の福祉工学」とが既刊である。この2冊と本書とが相互に補完し合って，音響技術と聴覚が織り成す広範な学際領域をカバーすることを目論んだ。

　本書の執筆にあたっては，長年，聴覚障害のメカニズム解明と聴覚補償に関する研究・教育・診療に取り組み，わが国で初めて人工内耳の臨床応用に成功するとともにその普及に努めて，多くの難聴者が音の世界を取り戻すことにご尽力された舩坂宗太郎先生にお骨折りいただいた。本書が，音と音響技術にかかわるさまざまな分野の人々の参考となり，私たちの聴覚の仕組みと特徴を知った上で，新たな音響技術が創出されることを期待する。

　2006年12月

編集担当委員　平原　達也，和田　仁

まえがき

　周知のとおりヒトは音声言語でコミュニケーションしており，これには複雑な脳の働きが必要とされる。また二足歩行による手の精緻な動きも大脳の進化を促した。このため高い知能をもち，種として比類ない繁栄を遂げた。また音楽は情操面に不可欠なものであるが，この点でも他の生物には見られない高度な芸術性を有している。

　このように，「音」はヒトにとってきわめて重要なものである。「音」は媒体の振動という物理的，そして耳で聞いて生じた心理的な面という二面性をもつ。したがって，聴覚を論じるには，音の物理から音声言語の受容系の働き，さらに音が聴こえない難聴から音声言語が理解できない受容系の障害，音声言語の習得，音声言語の理解能力の衰退，これらに関する検査法やそれぞれの補償という広範な事項に渉らざるを得ない。

　本書では，上記の内容を臨床学的観点だけでなく音響技術も含め，体系的に解説した。

　最善を尽くしたつもりであるが，一人での仕事であり，至らない点が多々あるであろう。これらについては機会を得て改めるつもりである。諸兄の御忠告御助言を期待して筆を置く。

　最後に，本シリーズ編集委員長の吉川茂先生および本書担当編集委員の平原達也先生と和田仁先生の御寛容と御激励，さらに関係各位の御理解に深く感謝申し上げる。

　2006年12月

舩坂　宗太郎

目　　　　次

I 部　聴覚と言語の理解

1. 聴覚の重要性

1.1　人における聴覚の意義 ……………………………………………………… 1
1.2　耳が聞こえない，話ができないことの辛さ ……………………………… 3
1.3　聴覚を引き起こす機構 ……………………………………………………… 4

2. 音の属性

2.1　音　と　は …………………………………………………………………… 5
2.2　音の物理的属性 ……………………………………………………………… 7
　　2.2.1　音　と　は　7
　　2.2.2　音　の　種　類　7
引用・参考文献 …………………………………………………………………… 12

3. 外中耳の構造と機能

3.1　は　じ　め　に ……………………………………………………………… 13
3.2　外　　　　耳 ………………………………………………………………… 14

  3.2.1　耳介の作用　　*14*
  3.2.2　外耳道の作用　　*16*
3.3　中　　　　耳 ·· *16*
  3.3.1　鼓膜の振動　　*17*
  3.3.2　耳小骨の振動　　*18*
  3.3.3　耳小骨筋の作用　　*19*
  3.3.4　中耳のインピーダンス整合作用　　*19*
  3.3.5　中耳の音圧変換特性　　*21*

引用・参考文献 ·· *21*

4. 内耳の構造と機能

4.1　内耳の概説 ·· *22*
4.2　蝸牛の構造と機能 ·· *24*
  4.2.1　求心性神経　　*25*
  4.2.2　遠心性神経　　*27*
4.3　基底膜の振動 ·· *29*
  4.3.1　Georg von Békésy の進行波説　　*30*
  4.3.2　ドップラー効果による生体蝸牛の基底膜振動計測　　*30*
  4.3.3　基底膜振動における外有毛細胞の役割　　*31*
4.4　中央階（蝸牛管）の構造と蝸牛神経の興奮 ······················ *32*
4.5　前庭階と鼓室階の関係 ·· *33*
4.6　コルチ器（特に有毛細胞） ·· *34*
4.7　血　管　条 ··· *37*
4.8　前　庭　膜 ··· *37*
4.9　ラセン神経節 ·· *38*
4.10　蝸　牛　神　経 ··· *38*
  4.10.1　蝸牛神経核の周波数局在　　*38*

4.10.2　蝸牛神経線維の数量と音の認知機能　　39
　　4.10.3　音声の周波数帯域と音圧　　39
引用・参考文献 …………………………………………………………39

5. 聴覚中枢の構造と機能

5.1　蝸　牛　神　経 ……………………………………………………40
　　5.1.1　求心性神経線維　　40
　　5.1.2　遠心性神経線維　　41
5.2　脳幹・大脳の聴覚中枢路の各核の概要 …………………………42
　　5.2.1　聴　神　経　核　　42
　　5.2.2　上オリーブ核　　46
5.3　外　側　毛　帯 ……………………………………………………48
5.4　下　　　　　丘 ……………………………………………………48
5.5　内　側　膝　状　体 ………………………………………………50
5.6　大脳皮質聴覚領（横側頭回）………………………………………51
引用・参考文献 …………………………………………………………52

6. 大脳の言語理解機能とその部位

6.1　は　じ　め　に ……………………………………………………53
6.2　言語機能を扱う領域 ………………………………………………54
6.3　音声言語を習得できる年齢の上限 ………………………………55
6.4　言語に携わる三つの機構 …………………………………………56
6.5　言語理解，発語・発話の障害（失語症）…………………………56
6.6　言　語　の　諸　要　素 …………………………………………57
　　6.6.1　言語の諸要素と大脳の各言語野の働き　　57

  6.6.2　大脳の各言語野の障害と言語の乱れ　58
  6.6.3　大脳基底核と海馬の働き　59
引用・参考文献 ……………………………………………………………60

II部　聴力検査法

7. 聴力検査 ― その歴史と各種検査法 ―

7.1　は　じ　め　に ……………………………………………………61
7.2　聴力検査の歴史 ……………………………………………………62
7.3　検査対象となる聴力 ………………………………………………63
  7.3.1　気導聴力と骨導聴力　63
  7.3.2　語　音　聴　力　63
7.4　聴力測定機器の変遷 ………………………………………………64
7.5　エレクトロニクス機器（オージオメータ）の出現 ……………66
7.6　音響性脳波誘発反応の応用 ………………………………………66

8. 種々の聴力検査とそれらの意義

8.1　は　じ　め　に ……………………………………………………68
8.2　自記オージオメトリー（ベケシーオージオメトリー） ………69
8.3　語音弁別能，語音聴取閾値，語音明瞭度の特殊検査 …………71
  8.3.1　聴力検査法と検査結果，対応の現況　74
  8.3.2　聴　力　図　77
  8.3.3　マ ス キ ン グ　78
  8.3.4　種々の難聴と純音聴力図　79
  8.3.5　語音聴力検査とその意義　81

8.3.6　語音聴力検査と純音聴力検査との関係　　*83*
　　8.3.7　特殊な聴力検査　　*83*

引用・参考文献 …………………………………………………………………*84*

9. 音に対する他覚的反応による聴力検査

9.1　は　じ　め　に …………………………………………………………………*85*
　　9.1.1　条件詮索反射聴力検査　　*85*
　　9.1.2　加算誘発反応聴力検査　　*86*
9.2　音響による耳内筋反射を応用した聴力検査
　　　　（インピーダンス・オージオメトリーを含む）………………………*87*
　　9.2.1　耳内筋反射について　　*87*
　　9.2.2　耳内筋反射の意義　　*88*
　　9.2.3　耳内筋反射収縮の神経経路　　*88*
　　9.2.4　耳内筋収縮による音響インピーダンス変化の聴力検査への応用　　*89*
　　9.2.5　鼓膜音響インピーダンスの静的（絶対値）測定と
　　　　　　動的（相対値）測定　　*90*
　　9.2.6　ティンパノメトリー　　*91*
9.3　聴器の音響インピーダンス ……………………………………………*92*
9.4　音響インピーダンスの静的測定法 ……………………………………*94*
　　9.4.1　Zwislocki 型機械的音響ブリッジ　　*94*
　　9.4.2　Madsen 型電気音響ブリッジ　　*95*
9.5　音響インピーダンスの動的測定法 ……………………………………*97*
9.6　他覚的聴力検査法としての臨床的意義 ………………………………*97*
9.7　連続周波数ティンパノメトリー ………………………………………*99*
9.8　ピクツキ反射，眼瞼反射を指標とした聴力検査 ……………………*101*
　　9.8.1　ピクツキ反射を指標とした検査　　*102*
　　9.8.2　眼瞼反射を指標とした検査　　*102*
　　9.8.3　ま　と　め　　*103*

引用・参考文献 ………………………………………………………… 104

10. 聴性脳幹反応による聴力検査

10.1　は　じ　め　に ………………………………………………………… 105
10.2　聴性脳幹反応の開発 ………………………………………………… 106
10.3　聴性脳幹反応記録のための音刺激 ………………………………… 107
10.4　聴性脳幹反応の基本波形と各波形の起源 ………………………… 108
10.5　他覚的聴力検査としての聴性脳幹反応 …………………………… 109
10.6　蝸牛や脳幹障害の判定法としての聴性脳幹反応 ………………… 110
　　10.6.1　第Ⅰ波の消失や振幅減少，潜時延長　　110
　　10.6.2　第Ⅱ波の消失や振幅縮少，潜時延長　　111
　　10.6.3　第Ⅲ波の消失や振幅縮少，潜時延長　　111
　　10.6.4　第Ⅲ波，第Ⅳ波，第Ⅴ波の異常　　111
10.7　発生機構（ヒト） ……………………………………………………… 111
　　10.7.1　ヒトにおける聴性脳幹反応波形起源の研究の概況　　111
　　10.7.2　Ⅰ　　波　　112
　　10.7.3　Ⅱ　　波　　114
　　10.7.4　Ⅲ　　波　　116
　　10.7.5　Ⅳ　　波　　116
　　10.7.6　Ⅴ　　波　　117
　　10.7.7　Ⅵ，Ⅶ　波　　119
　　10.7.8　slow brainstem response（SN_{10}）　　119
　　10.7.9　聴性脳幹反応における神経活動　　123
　　10.7.10　成育・加齢・性別による聴性脳幹反応波形変化　　123
引用・参考文献 ………………………………………………………… 132

11. 耳音響放射

引用・参考文献 …………………………………………………………… *138*

III部　聴覚機能の障害

12. 乳児の言語習得過程

12.1　音声言語の使用は人間の本能 ……………………………………… *139*
12.2　母親語・養育者語の特徴と役割 ……………………………………… *140*
12.3　乳児の言語発達 ……………………………………………………… *140*
　12.3.1　乳児の反射的な発声　　*140*
　12.3.2　生後3箇月の初期喃語　　*141*
　12.3.3　生後7〜10箇月の基準喃語　　*142*
　12.3.4　個体語から共通語へ　　*142*
　12.3.5　聴覚正常な乳幼児の言語習得過程の要約　　*143*
12.4　音声言語習得における年齢の壁と大脳聴覚領のニューロン結合 …… *143*

13. 先天聾・高度重度難聴児の言語習得

14. 聴覚経路の各部位の機能低下

14.1　は じ め に ………………………………………………………… *149*
14.2　蝸牛の機能とその劣化 ……………………………………………… *150*
　14.2.1　蝸牛基底膜の振動　　*150*

14.2.2　蝸牛機能の劣化　　*150*

14.3　脳幹での機能劣化 ……………………………………………………*154*
　　14.3.1　脳幹での音声コーディング　　*154*
　　14.3.2　聴性脳幹反応の変化　　*156*

14.4　大脳における劣化 ………………………………………………………*158*
　　14.4.1　病理組織学的変化　　*158*
　　14.4.2　機能の劣化　　*158*

14.5　高齢者難聴によるハンディキャップと対策 ………………………*160*

14.6　高齢者の聴覚機能低下のまとめ ……………………………………*162*

引用・参考文献 ………………………………………………………………*162*

IV部　聴　覚　補　償

15. 補　聴　器

15.1　補聴器と難聴者 …………………………………………………………*163*
　　15.1.1　補聴器の選択や調整　　*163*
　　15.1.2　補聴器が有効な感音難聴の程度　　*164*
　　15.1.3　補聴器が無効な感音難聴　　*165*
　　15.1.4　補充現象による不快感　　*165*
　　15.1.5　フルデジタル補聴器の機能　　*166*
　　15.1.6　フルデジタル補聴器の特徴　　*166*
　　15.1.7　フルデジタル補聴器による不要会話音声の抑制　　*167*
　　15.1.8　フルデジタル補聴器の限界　　*167*

15.2　高度難聴に対する補聴器の装用に対する世評 ……………………*167*

引用・参考文献 ………………………………………………………………*169*

16. 手術による聴覚補償

16.1 鼓膜切開およびチューブ挿入 …………………………………… *170*
16.2 鼓 膜 形 成 術 …………………………………… *171*
16.3 鼓 室 形 成 術 …………………………………… *172*
引用・参考文献 …………………………………… *172*

17. 人工内耳の構造と機能，そしてその効果

17.1 は じ め に …………………………………… *173*
17.2 人工内耳の構成 …………………………………… *175*
17.3 チルドレン・センター（東京）の設立 …………………………………… *175*
17.4 先天聾・高度難聴乳児と人工内耳応用の実態 …………………………………… *176*
 17.4.1 人工内耳装用の基準について *176*
 17.4.2 人工内耳の有効性に関する知識について *177*
 17.4.3 人工内耳の応用における官庁規制 *177*
 17.4.4 乳幼児人工内耳装用手術後の正しい言語習得訓練の不足 *177*
 17.4.5 人工内耳の乳幼児適用に関して *178*
17.5 人工内耳の効果 …………………………………… *179*
 17.5.1 人工内耳での聴き取り効果 *179*
 17.5.2 人工内耳装用乳幼児の将来 *186*
 17.5.3 人工内耳で会話が再び可能となった方々の感想 *186*

索　　　引 …………………………………… *187*

I部　聴覚と言語の理解

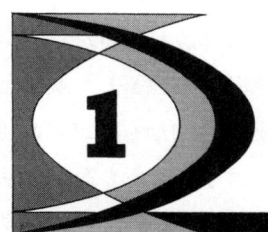
1　聴覚の重要性

1.1　人における聴覚の意義

　聞く・見るという感覚障害のうち，どちらが生きていくのに影響が大きいであろうか．正常な人の多くは「目が見えない」ほうが「耳が聞こえない」より困難な状況であろうと考える．しかし，実情は「耳が聞こえない」ほうが「目が見えない」より，日常生活の中で困難がはるかに多い．この理由は，ヒトは大小さまざまな群れの社会生活を営んでいるが，いずれも複雑な音声言語を駆使し，詳しい内容のコミュニケーションを行っているからである．**母語**（mother tongue）は自然に覚えていくが，ヒトとして生まれた以上この音声言語を駆使する能力は，本能として備わっている．「耳が聞こえない」は，この「本能」を断ち切られた状態であり，耳が聞こえない人の苦労は大きく，特に社会生活での困難は計り知れない．

　聴覚障害で音声言語によるコミュニケーションを失った辛さは，健常人には想像できない．著明な先人達のこれに関する言葉を以下にいくつか記す．まず周知のように，乳児のとき髄膜炎で，「見る」，「聞く」を奪われ，盲聾啞（ろうあ）の三重苦を負われたヘレン・ケラーである．彼女は，「相手に意志を伝えるなんらかの手段がなければいたたまれなくなって，毎日毎日かんしゃくの爆発を起す

ようになった」と記している。幸い彼女は優れた家庭教師サリバン女史の薫陶で「言語によるコミュニケーション能力」を獲得した。もちろんサリバン女史の「教え」に応えたヘレン・ケラーの並々ならぬ努力・才能の賜物であることはいうまでもない。ヘレン・ケラーの非凡な努力と敬虔(けいけん)な生き方は世に多大の感銘を与え，後年各地で彼女を招いて講演会が催されるようになった。

わが国でも江戸時代後期の盲目の国学者で「群書類従」を編纂した塙保己一(はなわほきいち)が，行灯が消えて騒ぐ弟子たちに「目明きというのは不自由なものだ」と述べ泰然と勉学を続けられたことは，戦前の小学校では必ず教えられた有名な話である。また，幕末の国学者で「言志四録」を著わした佐藤一斎も，「目が見えない，耳が聞こえないのどちらを選ぶかと問われれば，目が見えないほうを選ぶ」と述べている。この「言志四録」は，幕末の騒然とした世の中で，人としての生きざまの規範を示した優れた教養書である。なお，佐藤一斎の門下生は数千人に及ぶが，佐久間象山，横井小楠などの優れた人材が出ている。そして佐久間象山のもとから，高杉晋作，久坂玄瑞，木戸孝允，伊藤博文，山県有朋など，明治維新を推進した元勲たちが輩出した。いうなれば，佐藤一斎は明治維新の推進に多大にあずかった哲人であり教育者である。

さて，前に述べたように言語は，音声言語であれ，手話言語であれ，人間の生活に必須である。また格言やモットーなど人格の形成にも言語の重要性は高い。戦後「修養」が疎(うと)んじられる風潮となってはいるが，なお格言の意義は大きい。さらに音楽はもちろんとして豊かな自然を音で感じ取ることは，ヒトの情操涵養(じょうそうかんよう)に大切である。しかし，私達は日常生活において「聞こえ，聞き取り」を何気なく用いているので，空気と同じようにそれが重要かつ必須であることに気付かない。聴覚は，もともと個体保存，種族保存に大切な感覚であるが，上記のように言語の仲立ち，情操のよりどころとして，人として生育するのになくてはならないものである。

1.2　耳が聞こえない，話ができないことの辛さ

　著者は，耳鼻咽喉科医師として聴覚の研究・臨床に携わって，約50年になる。しかし，日本で初めて人工内耳を実施した1985年まで，「耳が聞こえない，話ができない」という高度難聴や聾の方が，いかに辛い気持ちで毎日を過ごしているかは，実感できなかった。人工内耳で「聴こえ」を取り戻した患者（幼児期以降高度難聴や聾になった方）のすべてが，「一度は自殺を考えた」と高度難聴や聾の辛さ，すなわち「会話ができない」，「環境音が聞こえない」苦痛を筆者に語ってくれた。そして，自殺を考えるまで追いつめられている実況をまざまざと感じたのである。

　「音声言語」によるコミュニケーションは人間だけが行えるものであり，文化・文明の進歩に大きく貢献した。ヒトに最も近縁の動物はボノボチンパンジーであって，遺伝子DNAの構造のヒトとの差は1.2％である。チンパンジーは，声を出す喉頭と共鳴腔としての口腔との位置関係から，さまざまな発声ができない。また，大脳の言語中枢が発達していない。このためチンパンジーの社会生活では，視覚（顔の表情と動作の観察）を主とし，これに加えて意味を伝えるには不十分な音声の併用が，コミュニケーション手段である。また，ヒトによって覚えさせられた言語を，積極的に他のチンパンジーに伝える意欲も乏しい。

　詳しい内容を伝える音声言語をコミュニケーションに用いているヒトとチンパンジーの種としての繁栄の差は歴然としている。これは「完全な二足歩行による上肢の自由な操作で道具を製作し使用する」ことに加えて，「音声言語が種の繁栄にもたらした貢献」を物語るとしてよい。

　人類の歴史から，音声言語の重要性を物語るもう一つの事柄がある。それは文字の使用で，音声言語を記録することで自己の知識・経験を子孫に伝えるとともに，遠隔の仲間とのコミュニケーションが可能になった。つまり，文字は時・所を超えて知識・体験の普及に大きく貢献した。

ところで，周知のように音声言語の単位時間当りの情報伝達量は，文字を介してのコミュニケーションよりはるかに大きい。そして人類の歴史では，「話し言葉」のみの時代が「書き言葉（文字）併用」の時代よりきわめて長かった。「話し言葉」の使用開始時期は，いまだ不明であるが，十万年以前に生息していた旧人のネアンデルタール人は葬儀を行っていた形跡があり，音声言語を使用していたと推測されている。しかし，人類が文字を使い出した明らかな証拠はたかだか5500年前であることを示している。つまり，情報交換の点では，「話し言葉」が使用された時間のほうが「書き言葉」の使われた時間よりはるかに長かった。これもコミュニケーションにおける聴覚の重要性を物語るものである。

1.3　聴覚を引き起こす機構

聴覚の構造・機能はつぎに章を改めて記載するが，部位別に概説すると
1) 音を集め内耳に伝える外耳・中耳
2) 音を分析し神経興奮に変換する内耳
3) 神経興奮を統合し，音声言語を理解する聴覚中枢（脳幹・大脳）
　　となる。

なお，外耳・中耳の障害による難聴は聴力改善手術や補聴器で補償できる。内耳の障害による高度・重度難聴は，1980年代から人工内耳使用で補償可能となった。聴覚中枢，特に大脳の障害による言語理解の機能低下には，言語リハビリテーションしかない。しかし，その効果は機能低下をもたらした疾患によって不定である。したがって，周囲の人々の聴覚中枢障害による難聴者への態度が大切である。

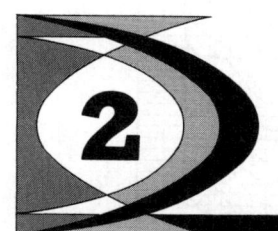

2 音の属性

2.1 音 と は

　音には二つの意味がある。その一つは耳に入って「聞こえの感覚」を引き起こす空気振動（物理量）である。他の一つは空気振動によって生じた「聞こえの知覚」（心理量）である。このように二つの意味があるため，混乱しないように音の性質を表現するのに物理量と心理量の2通りのいい方がある。例えば，空気振動である音のエネルギーの大小は音の強さ，知覚された音の大小は音の大きさ（またはラウドネス）と表現する。同じように音が高いか低いかを表すとき，物理的な音に対しては周波数（または振動数）を用い，心理的な音に対してはピッチという。また知覚された音にはいわゆる音色があるが，これは物理的な音の場合には波形で表現される。これらの音の性質を表す単位も当然両者で異なっている。すなわち音圧レベル（音の強さ）は dB，音の大きさは phon または sone，音の周波数は Hz，音のピッチは mel などである。dB と phon，phon と sone，Hz と mel との関係をそれぞれ図 2.1，図 2.2，図 2.3 に示した。また dB は 0 dB の規定によって SPL，SL，HL の表現がある。これについては後述する。

　音の強さ（大きさ），周波数（ピッチ），波形（音色）を音の3属性という。物理的な音の場合，強さの強弱，周波数の大小，波形はたがいに独立であるが，心理的な音では，同じ周波数でも音の大小によってピッチが若干変わることもあり，また同じ波形でも音の大きさによって音色が変わるから相互に独立

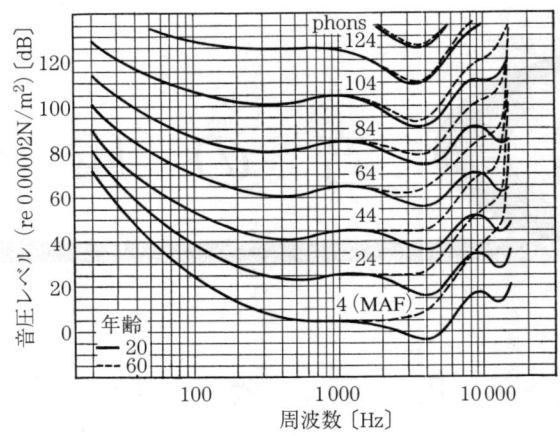

図 2.1 dB と phon との関係[1]† (ISO 資料より)

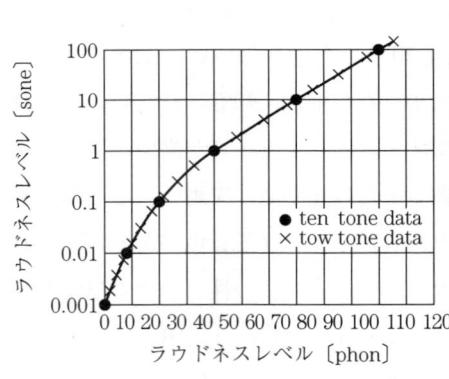

図 2.2 phon と sone との関係[1]

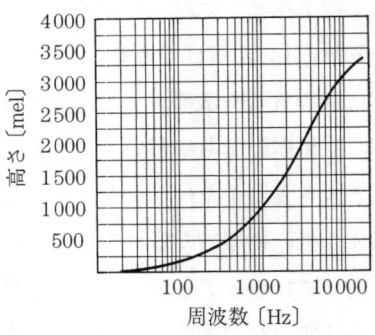

1 000 Hz, 40 dB (感覚レベル) の純音を基準とし, この基準音の高さを 1 000 mel とする

図 2.3 Hz と mel との関係[1]

したものではない。すなわち,音の物理量と心理量はおおよそ対応しているが,必ずしも一定の関係にあるものではない。ここでは主題が音の物理であるので,物理的な音について述べる。

---

† 肩付き数字は章末の引用・参考文献の番号を表す。

2.2 音の物理的属性

2.2.1 音 と は

　空気は無数の空気分子の集まりである。空気を圧縮すると分子間の距離が小さくなって密度が大となる。反対に拡張すると分子間の距離が大きくなって粗な密度となる。一例を挙げると，音叉を鳴らしたとき音叉の振動部に接している空気は音叉の振動により圧縮拡張を繰り返し，空気の疎密波を生じる。この疎密波はさらに外側の空気につぎつぎと疎密波を引き起こす。いうなれば，この空気の疎密波は平らな水面に生じた波紋（もっともこの場合は疎密波ではなく，水面の上下動で，横波である）のように周囲に伝わっていく。これが音であり，この波動を音波という。

　ヒトの耳は，20〜20 000 Hz までの周波数音を音として聴き取ることができ，この周波数範囲の音を可聴音という。音波の伝わる速さは，空気中では約 331 m/s である（正確には 0 ℃の場合で 331.5 m/s である。温度を t とすれば伝搬速度は $331.5+0.6\,t$ [m/s] となる）。

　なおヒトの音声言語は，200〜3 500 Hz が主要周波数の範囲（ちなみに電話は 200〜3 300 Hz を伝送している）である。

2.2.2 音 の 種 類
〔1〕純　　　音

　振動の最も単純な形は正弦振動である。空気密度の変動が正弦振動である音を純音といい，澄んだ音として聞こえる。純音の表現は，周波数（1秒間の正弦波の数）と音の強さ（音波の伝搬方向に垂直な単位面積を単位時間に通る音のエネルギー量）でなされる。換言すれば，純音は周波数と強さで規定される。単位数として，周波数の単位はヘルツ（Hz と表記される），音の強さはデシベル（dB（decibel）と表記される）を用いる。Hz は1秒間の疎密波の数である。dB は音エネルギー量の絶対値でなく，基準値との比率の対数であ

る。なお，圧力の単位は1m²当りのニュートン〔N〕を使用し，1Nとは1kgの物体に働いて1m/s²の加速度を生じる力である。また，1m²の面積当り1Nの圧力を1パスカル〔Pa〕と称する。

われわれが聞くことのできる最小と最大の音エネルギー量では100万倍の差があるので，Paをそのまま使用するのは実用的でない。そこで便宜上の点から通常は対数表示を用い，単位としてベル〔B〕もしくはdBを用いる。Bとは，ある音圧を基準としての比を10を底とする対数で表した無次元量の単位である。ただし，これでは日常の環境音や会話音声の単位量としては荒すぎるので，通常ベルの1/10の尺度を使用し，dBと呼称する。以上の規約から，dBの値は

$$10\log_{10}\frac{I}{I_0} \quad (I は表現する対象音，I_0 は基準音の強さ)$$

で求められ，dBの基準音圧は周波数に関係なく2×10^{-5}Paと規定されている。これを音の**音圧レベル**といい，提示数字の後に**dB SPL**（SPLはsound pressure levelを意味する）を付す。また$I_0 = 10^{-12}$ W/m²としたdBを音の強さのレベルという。

音の強さは音圧の2乗に比例する。音の強さをI, I_0，音圧をP, P_0とすると，dBは

$$10\log_{10}\frac{I}{I_0} = 10\log_{10}\left(\frac{P}{P_0}\right)^2 = 20\log_{10}\frac{P}{P_0}$$

となる。

なお，基準値P_0を2×10^{-5}N/m²（20μPa）としたものが音圧レベル（dB SPL）であるが，ヒトが聞き取れる最小音の強さをhearing levelという。このレベルは日本工業規格（JIS T 1201-1982，これはISO 389-1975に準拠している）で規定され，世界で共通した値である。しかし，hearing levelは周波数によって異なるので，耳鼻咽喉科臨床では便宜上若年者における各周波数ごとの平均閾値に等しい値を0dBとする。この0dBは世界標準機構（ISO）によって規定が設けられ，**dB HL**（HLはhearing levelの略）と表記され

る。hearing level は日本では**聴こえのレベル**と称され，個々人の聴こえの程度，あるいはある集団の平均的な聴こえの程度を示す値とされる。

ある個人のあるときの最良可聴値の基準音圧を**感覚レベル**（sensation level）という。これは日時を追って可聴閾値の変動を示すのに便利な表現で，この尺度を感覚レベルといい，dB SL と表現する。

以上のように dB 値は基準値によって異なるので，一般に 50 dB SPL とか 40 dB HL と記す。

〔2〕 複 合 音

複雑な波形の繰り返しである音を複合音という。一定の強さで鳴らしたクラリネットやバイオリンの音などがこれに相当する。母音も近似的に複合音といえる（図 2.4）。複合音はいくつかの純音に分解することができる。この分解

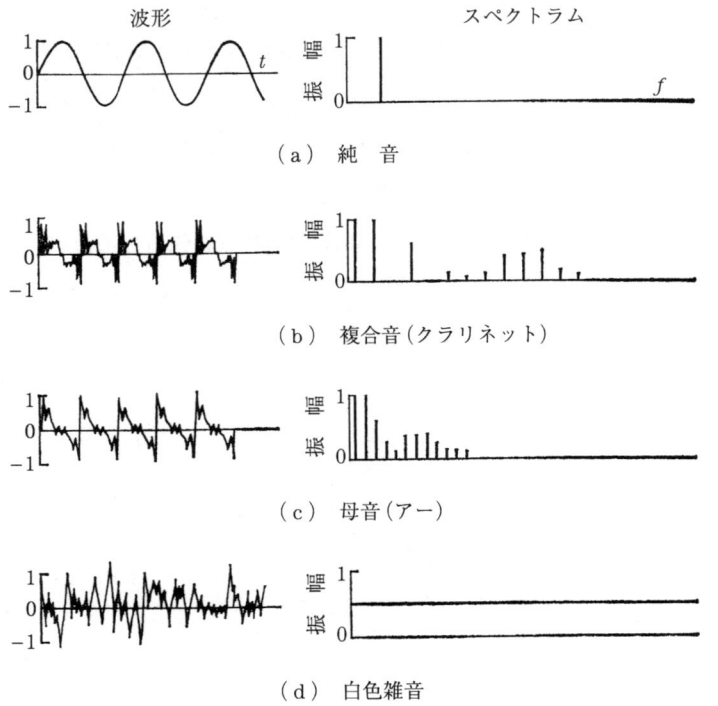

図 2.4 各種の音の波形とスペクトラム[2],[3]

処理は，フーリエ解析を用いて行われる。複合音の高さは波の1秒間の繰り返し回数によって決まるが，これを基本振動数という。フーリエ解析で得られた純音がそれぞれほぼ整数比をなしているものは，音楽的に豊かな感じを与えるので，特に楽音ということがある。

〔3〕 雑　　　音

複雑な波形で繰り返しのない音を雑音という。雑音は厳密にはフーリエ解析を用いて分解できないが，近似的には多くの純音の合成と考えることができる。社会音のほとんどすべては雑音である。また聴力検査では，非検査耳で応答することを防ぐため，非検査耳に**雑音**（white noise や pink noise など（後述））を聞かせることが頻繁に行われる。この雑音をマスキング音という。また，**聴性脳幹反応聴力検査**（ABR 聴力検査）でよく使用される**クリック**（click），**トーンピップ**（tone pip）（正弦波の振幅をゼロから一定の割合で増大させ，またゼロに減衰させたもの），**トーンバースト**（tone burst）（トーンピップと同じく立ち上がり，立ち下がりをもつが，その間に一定の2～5波の正弦波の持続部分があるもの），**フィルタードクリック**（filtered click）（持続の短い雑音をある帯域の周波数濾波器で濾波し，ある特定の周波数帯エネルギーを多く含んだもの）なども，すべて持続時間が短い雑音である。これはイヤホンやスピーカの振動面が電気波形に忠実なものではなく，振動面の特質と電気波形の混在からなる雑音としての特徴をもつためである（**図2.5**）。

近似的なフーリエ解析を行ったとき，ある特定の周波数帯の純音のみから成

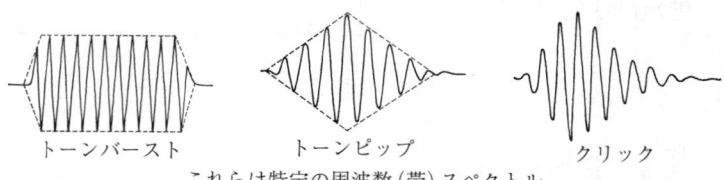

これらは特定の周波数(帯)スペクトルを多く含んでいるが，雑音である。

図2.5　聴性脳幹反応の聴力検査に頻用される刺激音の電気波形[3]

り立つ雑音を帯域雑音といい，その中央の周波数を中心周波数という。可聴周波数全域（16 Hz ～ 20 kHz）にわたって 1 Hz ごとの周波数成分が同じ強さになっている雑音を**白色雑音**（white noise）といい，聴力レベルに合わせて各周波数成分の強さを変えた雑音を**ピンクノイズ**（pink noise）という。帯域雑音や白色雑音は聴力測定の際，非検査耳をマスキングするのに用いられる。

雑音の特性を示す場合，近似的なフーリエ解析を行って周波数を横軸に，成分の強さを縦軸にとった図で表現することがある。これをその雑音の**周波数スペクトル**（frequency spectrum または frequency power spectrum）という。雑音の強さは全体としての強さ，すなわちその雑音がもつエネルギー量として表すものと，個々の周波数成分の強さで表現するものとがある。前者を over-all level といい，後者を spectrum level という。後者は白色雑音や帯域雑音などによく使用される。

雑音がきわめて短い持続の場合，例えばクリックなどでは，測定器の機械的慣性が音の強さの変化に追いつけないので，正しく強さを求めることができないことがある。このため，クリックや短音の強さを表現するには，その最小可聴値より a〔dB〕大きいとか，時間経過 a〔ms〕で b〔μV〕の電気的矩形波を型式 c のイヤホンに通したとか，a〔dB SPL〕の純音波形を b 波分だけ型式 c のイヤホンに通したという表現がよく用いられる。いずれにせよ，追試者が再現できるような表現をすることが大切である。

電気的波形がきれいな正弦波であっても，音の起始部とか終止部にはイヤホンやスピーカの特性によって不規則な振動が起こる。これを過渡音（過渡現象ともいう）という（図 2.6）。音の持続が短いときは過渡音の占める割合が大きくなり，雑音として扱わねばならない。つまり，例えば 1 kHz の純音の 2 波といってもこれは雑音であることに留意する必要があり，また反応も必ずしも 1 kHz に応じたものではないことを考慮しなければならない。なお，このような場合には，波形の表示としてマイクロホンで受けた波を呈示するほうが好ましい。

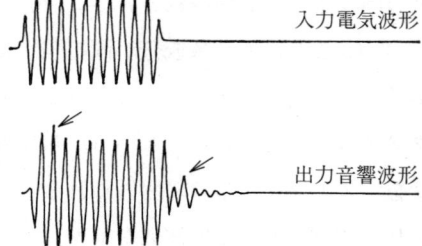

音波形はイヤホンの特性によって音の起始部と終止部に乱れ（矢印）をもっている。

図 2.6 イヤホンに通す電気波形(上)と実際に発生した音響波形(下)[3]

引用・参考文献

1) 切替一郎 他著：聴覚検査法 第2版，pp. 13〜15，医学書院 (1964)
2) 三浦種敏 監修：新版 聴覚と音声，pp. 73〜240，電子情報通信学会 (1980)
3) 鈴木篤郎 監修：聴性脳幹反応 ― その基礎と臨床 ―，pp. 11〜12，メジカルビュー社 (1985)

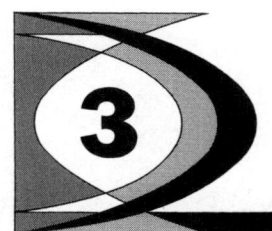

外中耳の構造と機能

3.1 はじめに

音を聴く器官は構造と機能から見て
1) 音を集め内耳に伝える外耳・中耳
2) 音を細かく分析し,神経興奮に変換する蝸牛
3) 神経興奮で送られた音を弁別する聴覚中枢

に分けられる。

以下,3章から6章で外耳,中耳,蝸牛,聴覚中枢(大脳の聴覚中枢も含む)の構造と機能について述べる。

まず,外耳,中耳,内耳の構造を図3.1に,これらの頭蓋内における位置関

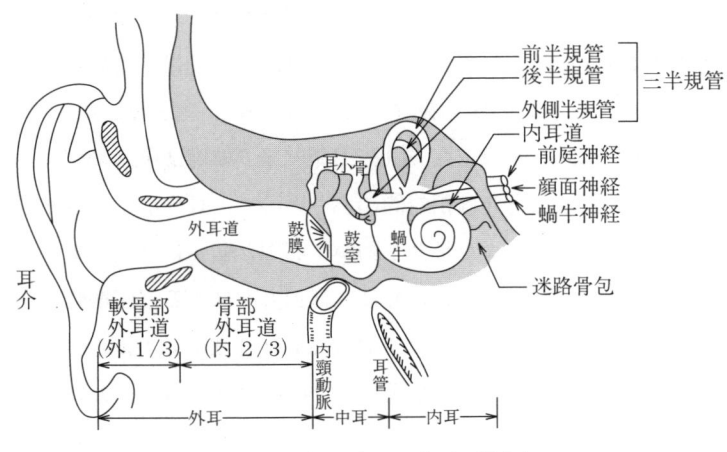

図3.1 外耳,中耳,内耳の構造[1]

14　3. 外中耳の構造と機能

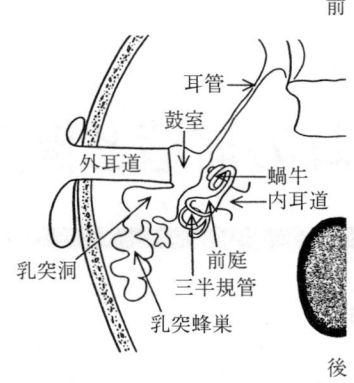

図 3.2　外耳，中耳，内耳の頭蓋内における位置関係[2]（左半側）

係を図 3.2 に示す。

3.2　外　　　　耳

外耳は耳介と外耳道からなり，音響エネルギーを効率よく鼓膜に伝える機能をもつ。

3.2.1　耳介の作用

耳介は集音作用があるが，高い振動数の音にのみ有効である。耳介の音圧増強は音源に対する角度によって変わるので，耳介を動かす三つの筋肉と靱帯があり，動物では耳介を動かして音源方向に向け，集音効果を高める。

条件反射法によるネコの聴力閾値測定では，耳介を除去したネコでは 1 kHz，2 kHz で約 15 dB，8 kHz で約 18 dB 聴こえの閾値が悪くなる。

ヒトでは頭蓋が大きく耳介は相対的に小さいので，耳介による音圧増強や音源指向への役割は小さい。また耳介を動かす筋肉と靱帯は退化しており，耳介を動かせる人は少ない。ヒトにおいては，音源方向による音圧増強は頭蓋による音の反射・回折が主である。図 3.3 に Wiener と Ross による測定結果を示すが，20 年後の 1965 年 Shaw が外耳道入口部と頭部の中心との音圧比と音源

3.2 外耳

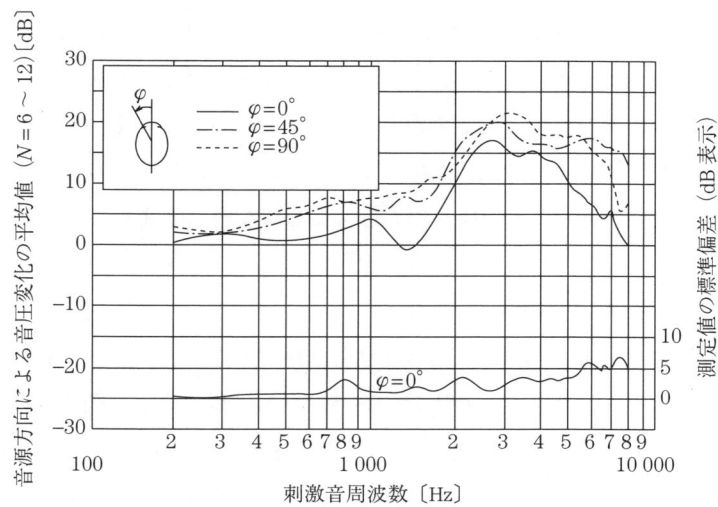

縦軸は被検者の頭部中央における
音圧と鼓膜前面の音圧比を示す。

図 3.3 音源方向による鼓膜前面の音圧変化[1),4)]

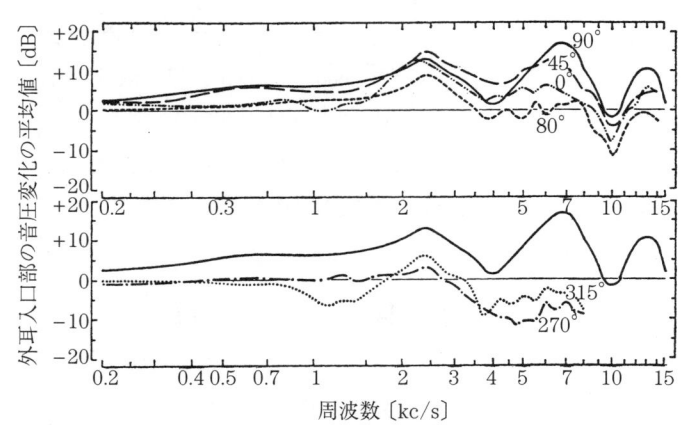

10人の被検者の平均値で示す。角度ならびに縦軸の
表示については図3.5を参照のこと。[1),5)]

図 3.4 音源方向による外耳入口部の音圧変化

16　　3. 外中耳の構造と機能

方向との関係について詳細に追及している。これによると，測定耳に対し音源が正面にある場合と180°の点にある場合とでは10～20 dBの音圧差がある。さまざまな研究結果に基づいて，音圧変換における耳介の作用は6～8 kHzで大きく，他の周波数では頭蓋の役割が主であるとされている。なお，会話音の周波数領域（主たる領域は，200～3 500 Hz）では，耳介ならびに頭蓋の正面での音圧増強作用は，10 dBを超えるものではない（**図3.4**）。

3.2.2　外耳道の作用

外耳道には主として共振による音圧増強作用がある。ただし，外耳道は一端が振動膜（鼓膜）で閉ざされた円筒であり，共振は鋭くない。**図3.5**はヒトの外耳道の音響特性である。共振によって3～4 kHzに10 dB程度の音圧増強がある，なだらかなカーブが示されている。また，1 kHz以下の音では外耳道の共振作用はまずないとしてよい。

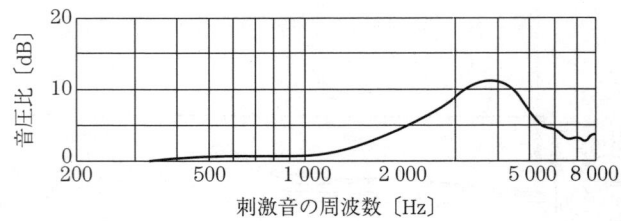

鼓膜前面と外耳道入口部における音圧の比を図示した。

図3.5　外耳道の音響特性[1],[4]

3.3　中　　　耳

中耳は，図3.1に示したように鼓膜と耳小骨から成り立っている。耳小骨とは，ツチ（槌）骨，キヌタ（砧）骨，アブミ（鐙）骨の総称である。

外方が鼓膜，内方が蝸牛の骨壁（鼓室岬角），外周が粘膜に被われた側頭骨内腔で形成されている空間を中耳腔という（図3.2）。耳小骨は中耳腔内にあ

る。

　中耳の機能は，鼓膜の振動を耳小骨を介して蝸牛に伝えることと，この際インピーダンスの整合を行うことである．すなわち，インピーダンスの低い空気の振動（音）をインピーダンスの低い鼓膜で受け止め，アブミ骨底板の振動を介して，音のエネルギーを効率よく蝸牛に伝えることである．周知のように，蝸牛はインピーダンスの高い内耳液で充満されている．このインピーダンス整合作用は，主に鼓膜とアブミ骨底板の面積比による．その他，耳小骨の梃子比も多少関与している．このインピーダンス整合作用については，後に詳述する．

3.3.1　鼓膜の振動

　鼓膜は一様に振動するものではなく，ツチ骨柄が付着している部分は振幅が小さく，その前後部は大きな振幅で振動するが，前部と後部の振幅を比較すると後部のほうが大きい．ホログラフィー法による振幅計測結果を**図 3.6** に示した．また 3 kHz 以上では後部が，4 kHz 以上では前部も部分振動を伴う複雑な振動様式をとる．

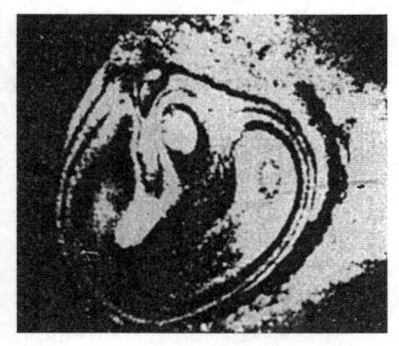 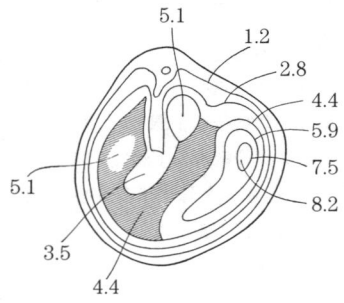

（a）　ヒト死体側頭骨で求められた写真像　　（b）　写真像から描かれた振動の模式図．数字は振幅を表し単位は 10^{-5} cm である．

図 3.6　ホログラフィー法による振幅計測結果[1],[6]

3.3.2 耳小骨の振動

耳小骨連鎖は上ツチ骨靱帯，上キヌタ骨靱帯，前ツチ骨靱帯，後キヌタ骨靱帯によって支えられているが，耳小骨連鎖の回転軸は前ツチ骨靱帯，後キヌタ骨靱帯を結ぶ線の下限にある（図3.7）。鼓膜と耳小骨連鎖を一体として考えてその重心を求めると，ちょうど耳小骨連鎖の振動回転軸上にある。このため耳小骨連鎖は慣性が少なく，効率がよくて忠実度の高い振動系といえる。ただし，この耳小骨連鎖の回転軸は固定したものではなく，周波数によってわずかながら移動する。例えば，196～930 Hz までは回転軸が次第に下方に移り，それ以上の周波数ではやや上方に転じる傾向がある。ただし，音の強さによる移動はない。

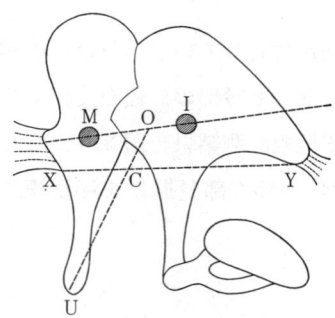

M：ツチ骨の重心
I：キヌタ骨の重心
X：前ツチ骨靱帯の下線
Y：後キヌタ骨靱帯の下線
O：ツチ骨・キヌタ骨連鎖の重心
C：耳小骨連鎖の重心
X–Y：回転軸

図3.7 耳小骨連鎖の回転軸[7]

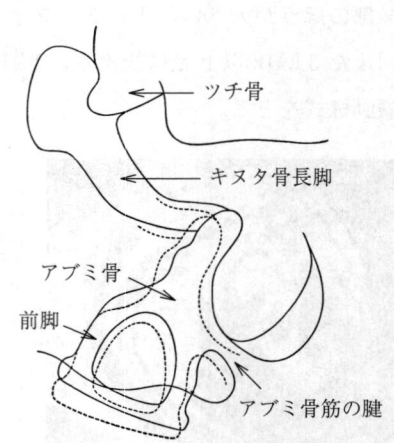

図3.8 耳小骨連鎖の最終部，アブミ骨の振動[7]

アブミ骨の振動は，単純なピストン運動と底板の前端後端で振幅の異なる一種の振子運動（振子運動の中心は底板後方でやや離れたところにある）との合成振動である（図3.8）。

3.3.3 耳小骨筋の作用

耳小骨筋収縮の意義は，強大音に対して中耳伝音系の音響抵抗を高め，内耳に伝わる音のエネルギーを小さくする保護作用であるといわれてきた。しかし，伝音能率の低下はせいぜい 5 dB にすぎない。筋収縮による音響インピーダンス増強作用の発現潜時も 4.9 ms（鼓膜張筋），3.4 ms（アブミ骨筋）と，強大音響に対する内耳保護作用の点から見てながい。さらに，強大音が持続する場合，筋の収縮は次第に弛緩する。以上のことから，耳小骨筋収縮による内耳保護作用は，意義のあるものではない。系統発生学的にみれば，耳小骨は魚類の顎の骨，耳小骨筋は魚類の顎の筋肉であり，たまたま強大音によって他の顔面筋と同様に反射的に収縮するにすぎない。耳小骨筋反射収縮閾値を**表 3.1**に挙げる。

表 3.1 耳小骨筋反射収縮閾値

周波数 〔Hz〕	鼓膜張筋 （Wagemann による） 〔dB SPL〕	アブミ骨筋 （Kobrak による） 〔dB SPL〕
256	96	75
512	87	85
1 024	78	85
2 048	77	75
4 096	77	70

3.3.4 中耳のインピーダンス整合作用

鼓膜側から見た中耳の音響インピーダンスは，いろいろな方法で測定されている。**図 3.9**にその 1 例を示したが，レジスタンスは 1 500 Hz まではほぼ一定で 250〜400 音響オームであり，また，リアクタンスは周波数が高くなるに従いその絶対値は小さくなる。例えば，200 Hz で約 750 音響オーム，1 500 Hz（共振点）でほぼゼロである。これに対し，内耳の音響インピーダンスは 100 万単位の音響オームである。

鼓膜の面積は 55 mm^2，アブミ骨底板の面積は 2.3 mm^2 で，その面積比は約 23.9 で dB 換算値は 20 log 10 （55/2.3）で約 27.6 である。また，耳小骨のテ

図3.9 ヒトの耳の音響インピーダンス[8]

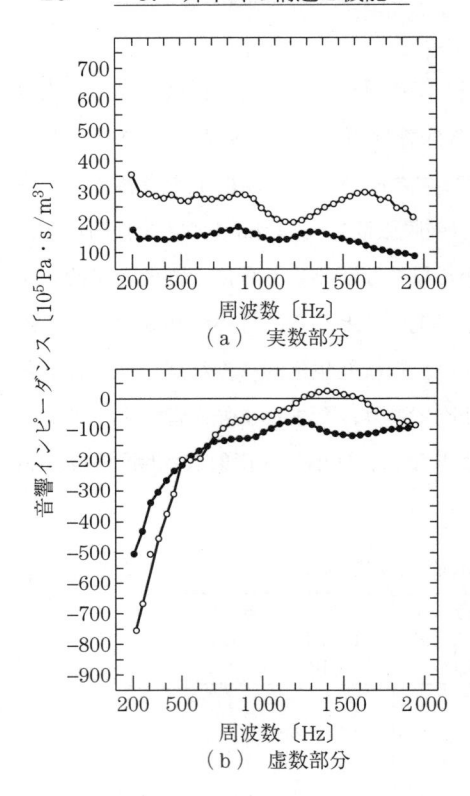

○……鼓膜の直前で測定したもの
●……鼓膜より一定距離の点で測定したもの

(a) 実数部分
(b) 虚数部分

周波数〔Hz〕
音響インピーダンス〔10^5 Pa・s/m³〕

コ比は約1.3であり dB 換算で 4.6 となる。したがって，中耳の音圧変換作用は，27.6＋4.6≒33.8 dB となる。すなわち，中耳の音圧増強作用は約 34 dB である。なお，鼓膜自体は中央にツチ骨柄のある曲面であり，ある程度のテコ作用をもっている。しかし，鼓膜のテコ作用はヒトでは不明であり，耳小骨のテコ比にくらべて小さく，中耳のインピーダンス整合作用の計算には無視してよい。

仮に，中耳のインピーダンス整合作用がない場合，内耳のリンパ液の密度は水の密度にほぼ等しいから，空気の音エネルギーの 99.9％は反射され，音圧で約 60 dB の損失となる。ただし，蝸牛の形状は音波の波長よりはるかに短いので，蝸牛の入力インピーダンスは上記の約 1/10 になるとされ，約 40 dB の損失となる。とにかく中耳のインピーダンス整合作用により，鼓膜からアブミ

骨底板への音圧増強は，計算上約 34 dB となるから，中耳はインピーダンス不整合によるエネルギー損失を十分に補う役割を果たしている。

なお，爆風や平手打ちによる鼓膜裂傷は，中耳のインピーダンス整合作用の減弱ないしは消失により，10 dB HL から 30 dB HL までの難聴を生じる。この程度の難聴は軽度難聴と規定されている。

また，中耳炎では鼓膜穿孔のみでなく，鼓膜，耳小骨の癒着による振動障害を伴うので，60 dB HL までの中等度難聴となる場合がある。

3.3.5 中耳の音圧変換特性

実験動物（ネコ）で測定された中耳伝音系の音圧変換周波数特性は，以下の通りである。100 Hz から 1 000 Hz までは，鼓膜とアブミ骨底板との音圧比はほぼ一様である。しかし，1 000 Hz からは急激に振幅は低下し，3 000 Hz では約 10 dB の減少を示す。

引用・参考文献

1) 鈴木篤郎 監修：聴性脳幹反応―その基礎と臨床―，メジカルビュー社 (1985)
2) H. Ferner 編，小川鼎三，石川浩一 訳：臨床応用局所解剖図譜，医学書院 (1966)
3) 舩坂宗太郎，Elliot D. N，戸塚元吉，武本欣也：動物の聴覚（動画），東京大学医学部附属病院分院耳鼻咽喉科所蔵 (1960)
4) Wiener, F. M., Ross D. A.：The pressure distribution in the auditory canal in a progressive sound field, J. Acoust. Soc. Am., **18**, pp. 401～408 (1946)
5) Shaw, E. A. G：Ear canal pressure generated by a free sound field, J. Acoust. Soc. Am., **39**, pp. 465～470 (1965)
6) Tonndorf, J., Khanna, S. M.：Tympanic-membrane vibrations in human cadaver ears studies by time-averaged holography, J. Acoust. Soc. Am., **52**, pp. 1221～1233 (1972)
7) Kirikae, I.：The structure and function of the middle ear, The University of Tokyo Press (1960)
8) 切替一郎 他著：聴覚検査法 第 2 版，医学書院 (1964)

4 内耳の構造と機能

4.1 内耳の概説

　内耳は，聴覚を感受する蝸牛と平衡感覚を感じる前庭・三半規管とから成り立っていて，側頭骨岩様部の錐体内部にあり，図 3.2 に示したように蝸牛は前内方，前庭・三半規管は後外方に位置している。

　なお，まれではあるが，医学や生理学では蝸牛・蝸牛神経・聴覚の中枢路・大脳皮質の聴覚中枢を「内耳」ということがある。これは「広義の内耳」と規定されるべき表現である。しかし，一般に内耳というときは聴覚にあずかる蝸牛ならびに蝸牛に隣接し平衡感覚にあずかる前庭・三半規管のみを指す。なお，蝸牛のみをいう場合も少なくない。

　本章では構造については狭義の内耳を対象とし，機能については蝸牛と蝸牛神経に言及して述べることとする。

　内耳は，外リンパ液と内リンパ液で満たされている管状の器官であり，蝸牛と前庭・三半規管は図 4.1 に示したように，たがいに内リンパ液で交通している。蝸牛，前庭・三半規管を総称して迷路ともいうが，迷路は骨迷路と膜迷路とで成り立っている。骨迷路は膜迷路を包んでいる側頭骨内の緻密な硬い骨で，迷路骨包とも呼ばれる（図 4.2）。膜迷路は内リンパ液・外リンパ液を満たした膜様構造物である（図 4.1）。参考までに，蝸牛の断面図とラセン神経節（聴神経）の模式図を図 4.3 に示した。蝸牛膜迷路の一部である中央階には，内部に音により振動する膜（基底膜），基底膜上にある感覚器（コルチ

4.1 内耳の概説

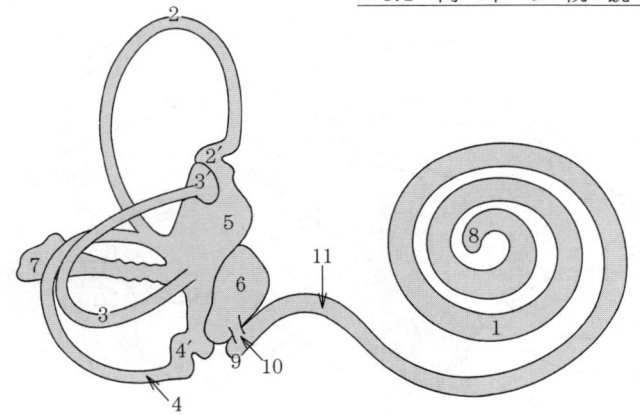

1：蝸牛, 2：前半規管, 2′：同膨大部, 3：外側半規管, 3′：同膨大部, 4：後半規管, 4′：同膨大部, 5：卵形嚢, 6：球形嚢, 7：内リンパ嚢, 8：蝸牛頂盲端 (coecum), 9：蝸牛前庭盲端, 10：連(結)合管 (ductus reuniens), 11：蝸牛鈎部 (hook)

図 4.1 内リンパ迷路平面的模式図

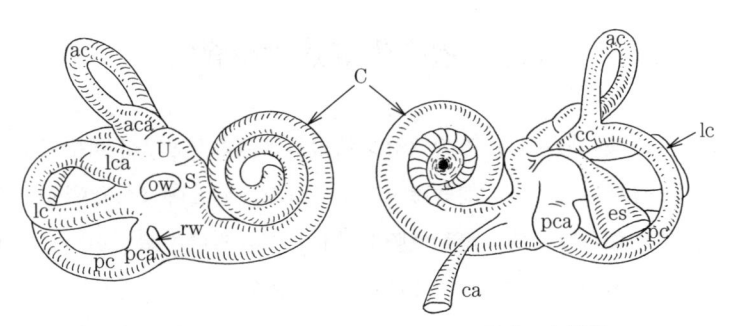

（a） 外側面　　　　　　（b） 内側面

ac：前半規管, aca：前半規管膨大部, c：蝸牛, ca：蝸牛大管, cc：連合脚 (cros commune), es：前庭水管（内リンパ嚢を入れる）, lc：外側半規管, lca：外側半規管膨大部, ow：前庭（卵円）窓, pc：後半規管, pca：後半規管膨大部, rw：蝸牛（正円）窓, S：球形嚢陥凹 (spherical recess), U：楕円陥凹 (elliptical recess)

図 4.2 右側骨迷路模式図

器），外側壁に沿って血管条がある。中央階のリンパ液は，蝸牛階や前庭階と比べ高い K^+ イオン濃度のリンパ液であるが，血管条は毛細血管が豊富にあって高い K^+ イオン濃度を保つのに必要な代謝エネルギーを補給する。

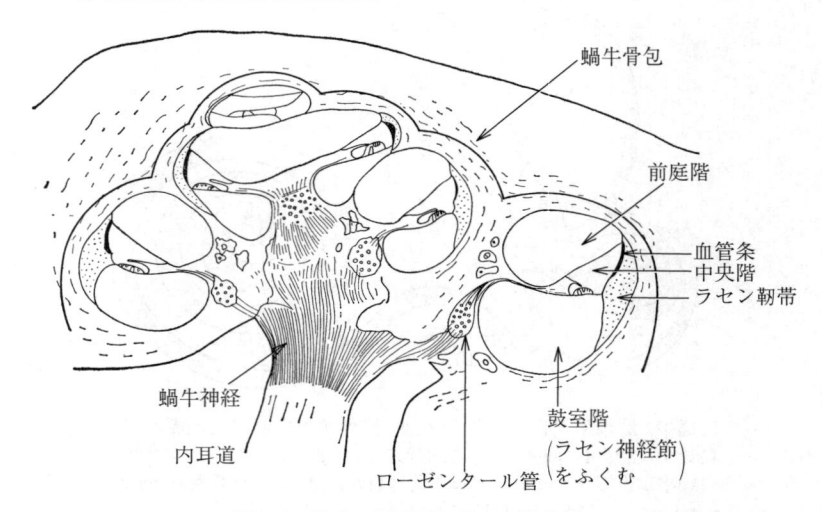

図 4.3 蝸牛の断面図とラセン神経節[1]

4.2 蝸牛の構造と機能

　カタツムリの殻の形をし，そのラセン状の巻き数は 2 と 3/4 回転である。蝸牛は，アブミ骨に接している前庭窓（かつては卵円窓と呼ばれた蝸牛の前庭階に連なる部位）ならびに薄い可動性膜で被われている蝸牛窓（かつては正円窓と呼ばれた蝸牛の鼓室階に連なる部位）で，中耳腔（鼓室ともいう）の内側壁に開いている。中耳腔の内側壁は蝸牛の基礎回転の外壁であり，鼓室岬角という。人工内耳の手術では，鼓室岬角に小孔を穿ち電極を蝸牛に挿入する。

　蝸牛と前庭・三半規管の結合部は，前庭水管，蝸牛小管，内耳道により，頭蓋腔と連絡している。このため，頭蓋腔の疾患，例えば髄膜炎は内耳の障害をもたらし，重度難聴・聾になることがある。

　蝸牛は前に述べたようにラセン形をしているが，頭蓋を水平面で観察すると，蝸牛のラセン形の先端部（蝸牛頂という）は外側前方に，ラセン形の底部（基底回転という）は内側後方に向かっている（図 3.2）。

　蝸牛の断面図でラセン形の軸の中心部を蝸牛軸という。蝸牛軸にはラセン神

経節と蝸牛神経がある（図 4.3）。蝸牛軸の長さは約 5 mm，蝸牛の容積は約 98 mm^3 である。通常の神経細胞は軸索（神経線維）が 1 本で 1 方向に伸びているが，ラセン神経節細胞は軸索が 2 本あってそれぞれ相反する 2 方向に走る特殊な神経細胞である。すなわち，蝸牛の神経線維は，軸索の一端がコルチ器の有毛細胞に接し，他の一端は蝸牛を出てから蝸牛神経として上行し，脳幹の蝸牛神経核に至る（図 4.4）。このように，軸索が神経細胞の両端から 2 本出て，それぞれ別方向に伸びている神経細胞を双極細胞という。

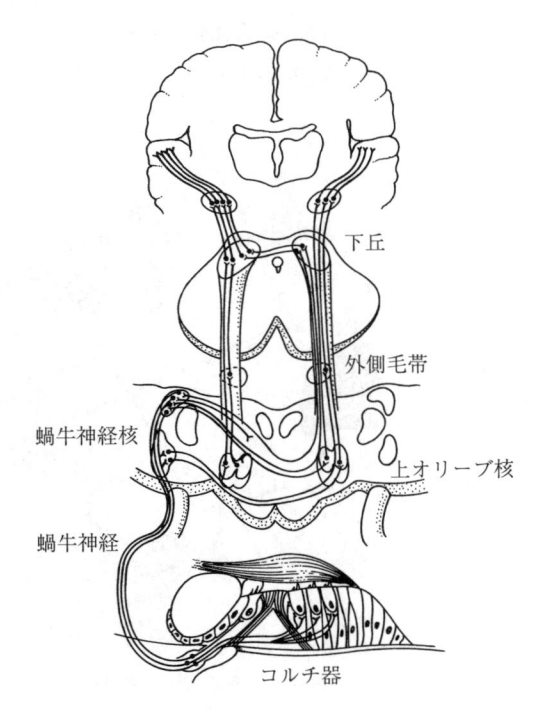

図 4.4　脳幹聴覚路中継核の模式図[2)]

4.2.1　求心性神経

ラセン神経節からの神経線維の 95 ％は，3 500 個の内有毛細胞に 1 対 1 の対応で接続し，蝸牛からの音情報の上行路となっている。これを求心性神経という。

残りの5％の神経線維は，外有毛細胞に1対数個の割合で連絡している。外有毛細胞は12 000個もあり，その細胞壁は筋肉様の組織像を呈し，伸縮しやすい構造となっている（**図4.5**）。また外有毛細胞の毛は蓋膜に挿入しており，いわば外有毛細胞は蓋膜に密着している。音入力で蝸牛内リンパ液に進行波が生じるが，この進行波で基底膜は上下動し，この上下動により外有毛細胞が伸縮する。外有毛細胞の伸縮により基底膜振動は拡大される。すなわち，基底膜は蝸牛の物理的条件に規定された振動より鋭敏でかつ増幅された振動を行う。これにより蝸牛の基底膜は，より鋭敏な**感受性**（sensitivity）とより精密な**周波数分析**（tuning ability）を行う機能をもつ。

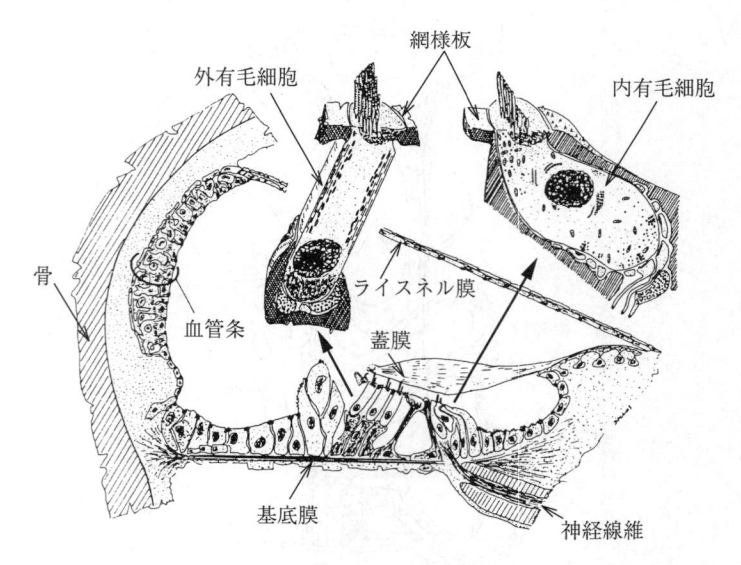

図4.5 外有毛細胞と内有毛細胞の構造[3]

外有毛細胞の主たる機能である**基底膜振動の修飾**は**能動的機械増幅過程**（active amplification process）と称され，この基底膜振動の修飾機能をもつ蝸牛を**能動蝸牛**（active cochlea）という。外有毛細胞の活動が障害されると，当然基底膜振動の修飾が低下し能動蝸牛ではなくなる。能動蝸牛でない蝸牛は，聴覚閾値，周波数分解能ともに低下し，音声言語の聴き取りも障害され

る。具体的には，小さな音が聴こえないのみでなく，会話音声の聴き分けも低下した難聴となるので，相手が大きな声で話しても会話に不自由となる。また小さな音が聴こえないのに，大きな音はかえって騒がしく感じる。この現象をレクルートメント現象という。これらのため，平均 70 dB 以上の高度感音難聴者に補聴器は有効ではない。なお，難聴の多くは蝸牛の機能障害である。

4.2.2 遠心性神経

蝸牛からの神経は，上行する求心性神経のみではない。脳幹の中央部にある上オリーブ核から，聴覚中枢路を下降し（遠心性神経という），蝸牛神経核から蝸牛神経とともに蝸牛に入り，内・外有毛細胞の底部に連絡する神経線維束があり，**オリーブ蝸牛束**（Rasmussen 束）と呼ばれる（図 4.6）。これらの遠心性神経線維は，蝸牛神経の活動を抑制する。

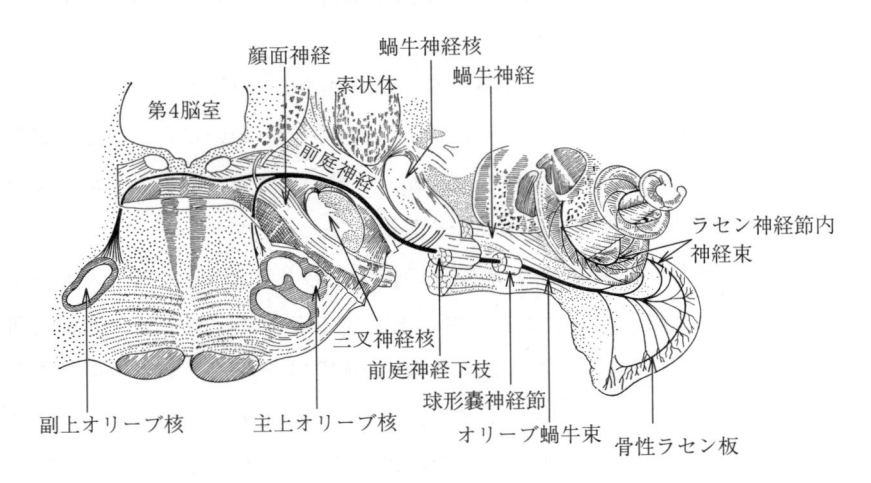

図 4.6 遠心性神経の走行路[1),4)]

蝸牛内部には三つの階層構造がある。蝸牛内部を解剖学でラセン管といい，蝸牛軸を中心とした管で蝸牛の先端で盲管状に終わっている。蝸牛ラセン管は骨性ラセン板＋基底膜，**前庭膜**（Reissner 膜）の二つの板状あるいは膜状の組織で，前庭階，中央階（蝸牛管），鼓室階の 3 部に分けられる（図 4.7）。前

4. 内耳の構造と機能

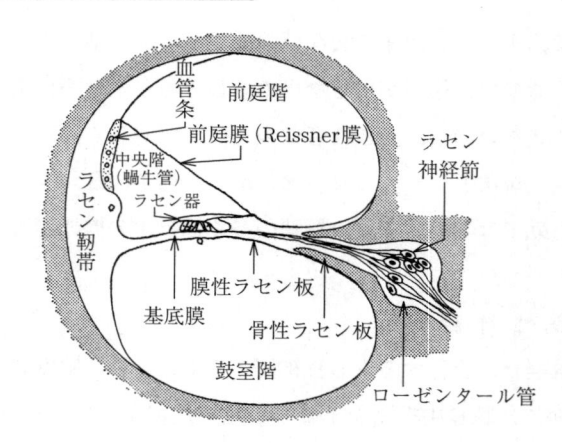

図 4.7 蝸牛ラセン管内部[1]

庭階と鼓室階は外リンパ（液）で充満され，両階の外リンパは蝸牛頂にある蝸牛孔を介してたがいに相通じている。中央階は外リンパにくらべ，K^+イオン濃度が高い内リンパで満たされている。

　蝸牛ラセン管を縦割りにして観察すると，蝸牛軸からラセン管腔に向かって骨性ラセン板が張り出しており，その端からラセン管腔の壁に向かって膜が張っている。この膜を解剖学で膜性ラセン板，一般に基底膜と称する。基底膜のほぼ中央に，蝸牛の感覚器であるコルチ器がある。

　コルチ器の構成を細胞的には，音刺激の受容にあずかる内有毛細胞，大きな振幅と精密な周波数分析で蝸牛基底膜が振動するように修飾を行う外有毛細胞，有毛細胞を支える支持細胞，内・外有毛細胞群を分けるトンネルを形成する柱細胞，ラセン神経末梢がある。また，コルチ器の上方に蓋膜があり，これは外有毛細胞の毛とゼラチン様物質で構成されている。しかし，内有毛細胞の毛は蓋膜に接しているのみである。

　4.2.1項に述べたが，外有毛細胞は入力音に際して自発的に伸縮する。この外有毛細胞伸縮により，基底膜（薄い膜性構造）は厚いゼラチン構造の蓋膜に比べて大きな振幅と鋭い周波数分析で振動するように修飾される（基底膜振動の修飾）。一方，内有毛細胞の毛は蓋膜に接し，蝸牛内部の振動時に蓋膜と基

底膜の振動軸が異なるため，内有毛細胞の毛の「なびき運動」が起こり，聴神経線維の興奮が生じる（図4.8）。

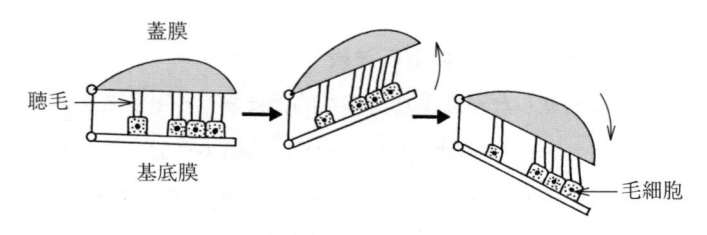

蓋膜と基底膜は，それぞれ支持点の高さが異なった円弧運動をする。このため，そのあいだを連絡している聴毛は毛細胞に対し相対的に左右に動くことになる。これがなびき運動である。

図4.8　ズレ運動と聴毛のなびき運動

4.3　基底膜の振動

基底膜の幅は，蝸牛窓付近すなわち基底回転では狭く，頂回転に向かうにつれて広くなる。そして蝸牛入口部から2と1/2回転のところで最大幅となるが，それより頂部は再び狭くなる。図4.9は蝸牛の基底回転から蝸牛頂に至る

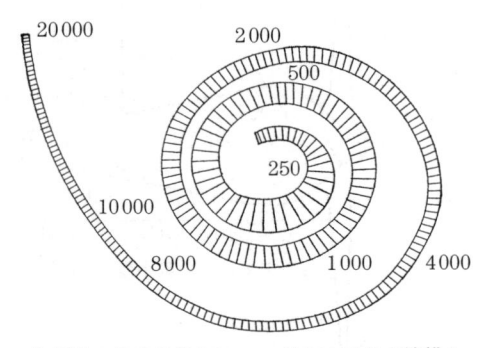

基底膜の長さは約3.2cm，約24000本の線維からなる。基底膜の幅は基底回転で狭く，頂回転に向かうに従い広くなる。数字は最大振幅を起こす周波数〔Hz〕の部位を示している。

図4.9　基底膜の幅と最大振幅部位の周波数[1]

基底膜の幅の変化と，純音に対し最大振幅を起こす基底膜部位を示したものである。

4.3.1　Georg von Békésyの進行波説

基底膜は蝸牛に到達した音により，基本的には蝸牛ラセン管の物理的条件に基づいて振動する。von Békésy は死体側頭骨の蝸牛において，独特の方法で顕微鏡観察を行い，また蝸牛のモデルで蝸牛内振動を追求した。von Békésy は，その成果を 1942 年に発表した。これが有名な**進行波説**（traveling wave theory）である。von Békésy の死体蝸牛ならびに蝸牛モデルによる進行波を引き起こす機構の解明の全容は，1960 年に Experiments in Hearing と題して出版され，そしてこの業績に対し，翌 1961 年にノーベル賞が授与された。

4.3.2　ドップラー効果による生体蝸牛の基底膜振動計測

von Békésy の業績は，のちに生体の蝸牛機能と矛盾したものとなった（図 4.10）。すなわち，生体蝸牛は von Békésy の観察より低い閾値と精細な周波

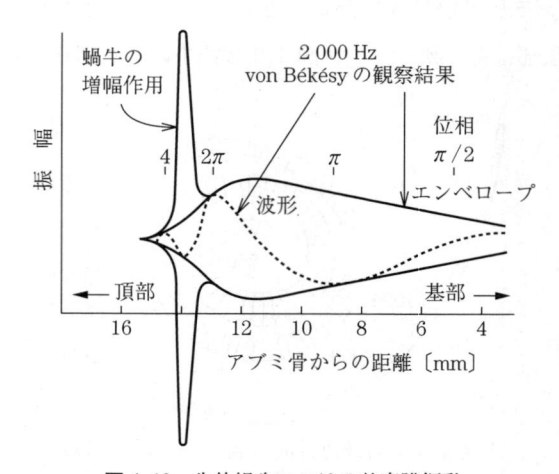

図 4.10　生体蝸牛における基底膜振動

数弁別を呈しており，これは von Békésy の進行波では説明できない。動く測定対象への投射波とその反射波との間にドップラー効果による位相差が生じるが，この位相差測定技術の進歩で，生体における蝸牛基底膜振動の測定が可能となった。そして，1971 年ドップラー効果による生体蝸牛の基底膜振動が観測・解明された。それによると，生体蝸牛の進行波閾値は von Békésy の観察した閾値より約 40 dB 低い。また，基底膜の最大振幅部位は von Békésy の進行波のそれよりやや高周波数部位にあり，しかも急激に大きくなり鋭い形をとる。このことは，基底膜は最大振幅部位近辺で非線形的増幅振動を行うことを意味する。この機構については次項に詳しく記述するが，外有毛細胞が正常な蝸牛（能動蝸牛）では，外有毛細胞の働きに障害をもつ蝸牛より，反応閾値がよく，音の強さ弁別ならびに周波数弁別も鋭い。

4.3.3　基底膜振動における外有毛細胞の役割

生体蝸牛では，死体蝸牛と異なり，外有毛細胞が音で自発的伸縮を起す。この外有毛細胞による基底膜振動の修飾は，1985 年に明らかとなった。すなわち，前に述べたように外有毛細胞の毛は蓋膜に挿入密着しているので，この外有毛細胞の自発的伸縮により，基底膜は厚いゼラチン状蓋膜に比べて大きく鋭い振動になるように修飾される。この修飾で，正常蝸牛の基底膜振動の振幅は蝸牛内部の物理的条件に規定される振動振幅より大きく，これを**蝸牛増幅** (cochlear amplification) という。また周波数分析も鋭く 1 000 Hz と 1 001 Hz が弁別できる。すでに述べたが，この増幅機能と鋭い周波数分析機能をもつ蝸牛を能動蝸牛という。蝸牛増幅は，正常動物での実験中，深い麻酔をかけたり酸素の供給を止めるなどすると減少・消失し，麻酔を浅くしたり酸素の強制的再供給をすることで，蝸牛増幅は再び出現する。なお，正常な生体蝸牛はすべて能動蝸牛であり，振動閾値での基底膜振幅は水素分子直径の振幅にほぼ相当する程度に小さい。

4.4 中央階（蝸牛管）の構造と蝸牛神経の興奮

中央階（蝸牛管）は，蝸牛ラセン管と同じく2と3/4回転し，全長は約32 mm である。上の前庭階とは前庭膜で，下の鼓室階とは基底膜で境されている。耳鼻咽喉科では，**基底膜**（basilar membrane）を基底板とも呼んでいる。前にも述べたが，中央階には細胞内液と同じカリウム濃度の高い内リンパが充満している。一方，前庭階，鼓室階は細胞外液と似た外リンパで満たされている。内リンパの生成と吸収は，蝸牛管の側壁にある毛細血管に富んだ血管条で行われている。

聴覚の末梢受容器であるコルチ器は，基底膜上で中央階に突出している。しかし，コルチ器の構成細胞の細胞間結合は強固であり，また内・外有毛細胞（図 4.11 にモルモットの場合の例を示す。）の細胞膜はイオンの透過に高い抵抗性をもつ。このため内リンパに接しているのは，コルチ器の有毛細胞の上面および内・外有毛細胞の感覚毛のみであり，内リンパはラセン器内に入り込めない。

音はアブミ骨に伝わり，基底膜・蓋膜を振動させる。基底膜と蓋膜の振動

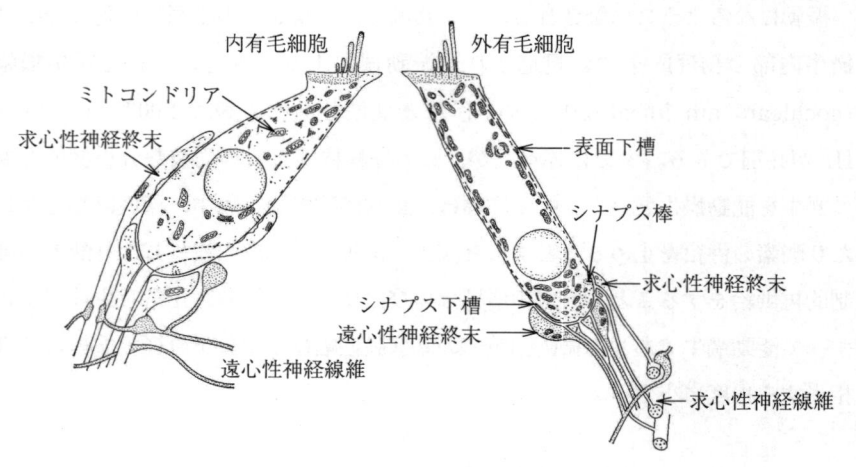

図 4.11　モルモット内耳有毛細胞の微細構造[1),5)]

は，高低差のある振動軸を中心とした上下動である。したがって，静止時の基底膜と蓋膜の対応部は，振動時に相対的な位置移動を生じる。内・外有毛細胞の底部は基底膜上にあり，有毛細胞上部の感覚毛は蓋膜に接着しているから（図 4.5），この相対的位置移動で感覚毛の「なびき」が起こる（図 4.8）。この感覚毛の「なびき」は有毛細胞上面のイオン透過性を変化させる。このイオン透過性変化によるイオンの出入りで，有毛細胞内に電位変動が生じ，この電位変動で有毛細胞の底部に接している求心性神経終末や遠心性神経終末に電位の急激な一過性上昇が起こる。この電位の急激な一過性上昇をインパルスという。このインパルスは，求心性神経線維を上行する。これが蝸牛神経線維の興奮である。

中央階は蝸牛底部で連合管により三半規管前庭の球形囊と交通している。三半規管は発生学的に蝸牛より早く出現するが，中央階は蝸牛のうちでは最も早く形成される。すなわち，中央階の原基である中央管は形成当初は管状であるが，胎生 24 週以後中央管を挟むように前庭階，鼓室階が形成され，三角形の中央階となる。なお，コルチ器を含めた神経組織の生成は胎生 25 週で完成する。

4.5　前庭階と鼓室階の関係

前庭階と鼓室階はいずれも外リンパに満たされ，外リンパ腔と呼ばれる。前庭階は前庭窓膜に始まり，蝸牛内を蝸牛軸を中心にグルグル巻いて上り蝸牛頂に達し，蝸牛孔と呼ばれる部位で鼓室階に移行する。鼓室階は蝸牛頂よりラセン状に下って蝸牛窓膜に終わる。

前庭階の横断面はほぼ楕円形を呈している。前庭階底面の大部分は中央階との境をなしている前庭膜で，蝸牛軸に近い一部は骨性ラセン板上面である。前庭階の外側面はラセン靱帯，上面は蝸牛骨包の内側表面を覆う薄い軟部組織（骨組織面という）である。前庭階内側面は蝸牛軸の外側骨組織面である。

鼓室階の横断面はほぼ半円形である。底面は蝸牛骨包の骨組織面，外側面はラセン靱帯，内側面は蝸牛軸の外側骨組織面，上面の大部分は基底膜，中央部

の一部は骨性ラセン板である。鼓室階は蝸牛の基底回転終末部で蝸牛小管を通して頭蓋内のクモ膜下腔と交通している。外リンパの大部分は脳脊髄液由来であり，細胞外液の組成に近い。

前庭階の容積は $54.0\,\mathrm{mm}^3$ であり，鼓室階の容積は $37.4\,\mathrm{mm}^3$ である。蝸牛頂には，鼓室階と前庭階を分ける組織が存在せず，鼓室階と前庭階が交流する蝸牛孔と呼ばれる部位がある。この蝸牛孔は $0.08 \sim 0.2\,\mathrm{mm}^2$ の面積しかないが，振動時以外では前庭階と鼓室階の間に外リンパの圧差が生じることを防いでいる。このため，前庭階と鼓室階との外リンパ圧が等しく保たれており，基底膜はある範囲内（$0 \sim 60\,\mathrm{dB\ HL}$）では蝸牛に入力された音の波形に忠実な振動をする。コルチ器の電位変動は基底膜振動と同様であるので，蝸牛では音波と類似の電位変動を生じる。これが**蝸牛マイクロホン電位**（cochlear microphonic potential）である。

4.6 コルチ器（特に有毛細胞）

図4.12に中央階（蝸牛管）の内部構造を示す。コルチ器は基底膜上に突出するような形で存在する細胞群で，感覚細胞とこれを支える支持細胞から構成される。感覚細胞には内側に1列に配列する内有毛細胞と外側に3列に配列する外有毛細胞とがある。支持細胞として，外有毛細胞を支持するダイテルス細胞，ヘンゼン細胞，クラウジウス細胞，外柱細胞が存在する。

コルチ器の上に蓋膜という膜様構造物がある。この蓋膜に外有毛細胞の感覚毛の先端が挿入し，また内有毛細胞の感覚毛先端は蓋膜下面の小さな凹みに接している。蓋膜は，ゼラチン様物質と細い線維からなる柔らかい膜で（図4.5），蝸牛内振動のときには骨性ラセン板外側の上部を支点とした上下動を行う。

基底膜の幅は基底回転では狭小であるが，頂回転では広い。厚さも基底回転では薄いが頂回転に近付くにつれて厚くなる。蓋膜も同様に基底回転から蝸牛頂に向かうにつれてその幅および厚さを増す。この傾向はコルチ器の部位によ

4.6 コルチ器（特に有毛細胞）

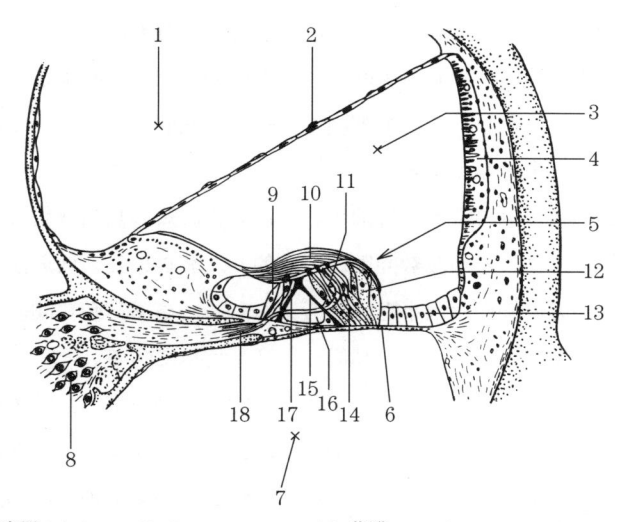

1. 前庭階：scala vestibuli
2. 前庭膜：Reissner's membrane
3. 蝸牛管：ductus cochlearis（中央階）
4. 血管条：stria vascularis
5. コルチ器：organ of Corti
6. 基底膜：basilar membrane
7. 鼓室階：scala tympani
8. ラセン神経節：ganglion spirale
9. 内有毛細胞：inner hair cell
10. 蓋膜：membrana tectoria
11. 外有毛細胞：outer hair cells
12. ヘンゼン細胞：cells of Hensen
13. クラウジウス細胞：cells of Claudius
14. ダイテルス細胞：cells of Deiters
15. 外柱細胞：outer rod of Corti
16. 隧道：tunnel
17. 内柱細胞：inner rod of Corti
18. 蝸牛神経：cochlear nerve

図 4.12 中央階（蝸牛管）の内部構造[6],[7]

る神経細胞の特長振動数の変化に相応しており，蝸牛は頂部に向かって次第に低周波振動に応じる構造となっている。

　有毛細胞の感覚毛は，ヒトの内有毛細胞では 2 列に並び，全体として M 字型に配列している。一方，外有毛細胞の並びは 5～7 列で W 字型を呈している。これらの感覚毛は解剖学的には**不動毛**（stereocilium）とよばれるが，前に述べたように「なびき」を起こす。このほかに，「なびき」運動をしない太くて短い毛が有毛細胞上面の一端にある。これは**動毛**（kinocilium）と呼ばれる。この一見逆と思える命名は，例えば尾のような鞭毛をもって遊走する単一細胞の鞭毛が比較解剖学的には有毛細胞の動毛に，自走に関与しない体毛が有

毛細胞の不動毛に対応していることに由来する。感覚毛の数は，外有毛細胞では基底回転で1細胞当り120〜150本，上方回転で45〜80本と，上にいくにつれて減少する。しかし，内有毛細胞では逆に基底回転で41〜44本，中回転で60〜65本と上方で多くなる。

外有毛細胞の感覚毛の数から推論すると，波長の短い高周波数音に対しては外有毛細胞の修飾による周波数弁別がより鋭く，波長の長い低周波数音に対しては外有毛細胞の修飾作用は小さいと考えられる。事実，聴覚閾値は低周波数音では高く，周波数弁別能も中・高周波数音に比べて劣る。

有毛細胞の感覚毛とその上蓋膜の下面との関係については，電子顕微鏡により正確に観察されている。外有毛細胞では，最外列の感覚毛の先端が蓋膜にしっかりと入り込んでいることは疑いない。しかし，内有毛細胞の感覚毛は蓋膜下面の小さな凹みに接していることはわかっているが，毛の先端の挿入ないしは接着状態についてまだ一致した結論は得られていない。

内有毛細胞はフラスコ型，外有毛細胞は円柱状を呈している。両者とも先端表面は六角形でハチの巣のように隙間なく並んでいる。また，細胞底はともに半球状で，無顆粒性の求心性蝸牛神経終末と顆粒性の遠心性蝸牛神経終末が接している（図4.11）。外有毛細胞の総数は12 000個，内有毛細胞は3 500個である。発生学的に外有毛細胞は内有毛細胞より新しく，音響や毒物に対して内有毛細胞より抵抗力が小さい。

このため，音響外傷による感音難聴，ストレプトマイシン，カナマイシン，ゲンタマイシン（アミノ配糖体系の抗生物質という），ある種の抗癌剤，例えばシスプラチンなど聴器毒をもつ薬物による感音難聴では，外有毛細胞が障害されて基底膜振動の修飾作用が衰えるため，閾値上昇に加えて音弁別能力が低下する。また，アスピリンやマクロライド系抗生物質（代表的なものとしてエリスロマイシン）は，主として外有毛細胞の可逆性障害を起す。したがって，この種の薬物性感音難聴では早期に使用を中止すれば，難聴は回復する。なおストレプトマイシンをはじめ上記のような永続する聴器障害を引き起こす薬剤（聴器毒性薬剤という）による感音難聴は，現在では使用上の注意で激減している。

ある種の利尿剤は，アミノ配糖体系抗生物質による感音難聴とは異なった病的変化，すなわち血管条を冒して感音難聴を生じる。これは血管条の組織学的構造が腎臓に似ており（4.7節参照），これらの利尿剤で腎臓の糸球体が過剰な活動を強いられるが，蝸牛の血管条も同様の過剰活動を負荷されるからとされている。

4.7 血 管 条

血管条は蝸牛中央階の外側壁にあり，毛細血管網が豊富にある組織である（図4.12）。その豊富な血流により，内リンパの産生あるいは吸収に関与している。一般に毛細血管は上皮細胞層の中には存在しないから，この点で血管条は例外的である。これは異なった3種類の細胞層から構成されており，内層は辺縁細胞（暗細胞）からなり，中央階の内リンパと接している。中間層は中間細胞で形成されている。辺縁細胞は，中間細胞の周囲にきわめて豊富な「ひだ」をつくっている。外層はラセン靱帯に接した基底細胞層で，この近辺にはメラニンを含んだ色素細胞がある。血管条の辺縁細胞の微細形態は，腎の糸球体，耳下腺などの細胞に類似している。血管条は蝸牛直流電位の発生部位であり，各種の酵素があって蝸牛内ではコルチ器とともに活発な代謝が行われている部位である。したがって，前に述べたように腎毒性をもつ薬剤で障害されやすい。また，腎障害があり人工透析を受けている患者では，耳鳴り，感音難聴が生じやすい。

4.8 前 庭 膜

前庭膜（**ライスネル**（Reissner）**膜**）は薄いが，2層の細胞層からなる。前庭階側の細胞は細長くて平たく，表面積は大きい。中央階側の細胞は前庭階側の細胞とくらべて小さい。前庭膜の上面は外リンパ，下面は内リンパに接している。それぞれのリンパは，電解質（ナトリウム，カリウム）の濃度が著しく

異なっている。この前庭階，中央階のリンパでのナトリウム，カリウムの濃度差を維持するため，前庭膜では電解質の活発な能動輸送が行われている。

4.9 ラセン神経節

ラセン神経節は，有毛細胞に接する神経終末と脳幹部の蝸牛神経核に達する二本の神経線維（軸索）を出す双極性の神経細胞からなる。この細胞は蝸牛神経の第1次ニューロンで，蝸牛神経細胞の総数はヒトでは約31 000個である。この神経細胞より有毛細胞に向かう末梢性神経線維は，骨性ラセン板内をラセン器に向かって走行する。そして，コルチ器直前で髄鞘を失って無髄神経線維となって，半球形の内・外有毛細胞底部を取り囲む神経終末となる。ラセン神経節細胞の約95％が内有毛細胞，残りの5％が外有毛細胞に線維を送っている。

4.10 蝸 牛 神 経

蝸牛基底膜の振動の最大振幅部位は，高音では蝸牛底部に，低音では頂部にある。有毛細胞はこの周波数区分に沿って並んでいるから，有毛細胞に接した神経終末からの求心性神経線維は，当然それぞれに固有な特徴周波数をもつ。上方回転からの神経線維は蝸牛神経の中心部を，また下方回転からの神経線維は周辺部を走行する。すなわち，蝸牛神経の中心部は低音に特徴周波数がある神経線維，周辺部は高音に特徴周波数をもつ神経線維と配列している。なお，基底回転の上部からの神経線維は蝸牛神経周辺の前方，基底回転の下部からの神経線維は蝸牛神経周辺の後方に位置している。この周波数配列を**周波数局在**(tonotopic organization) という。

4.10.1 蝸牛神経核の周波数局在

蝸牛神経核は腹側核と背側核とからなっている。蝸牛神経核線維の周波数配列は，背側核では後上方から前下方に高周波数を受けもつ線維から低周波数を

受けもつ様式で，腹側核になると再び高周波数を受けもつ線維から順次低周波数を受けもつ配列となる。この二重の周波数局在が蝸牛神経核の特徴である。

4.10.2　蝸牛神経線維の数量と音の認知機能

内有毛細胞は音の情報を神経インパルスとして伝達する機能，外有毛細胞は自己収縮による基底膜振動の修飾機能をもつ。蝸牛神経線維数が総数の 25 ％以上であれば純音を感知できるが，音声言語のような複雑な信号を理解するにはより多くの神経線維が必要である。一般には，会話音域（500 〜 2 000 Hz）では，正常の 2/3 以上の神経線維数があれば，言語聴取には支障はないとされている。

4.10.3　音声の周波数帯域と音圧

ヒトの音声に含まれる周波数帯域は 125 〜 8 000 Hz であり，いわゆる会話音域とは異なる。また，ヒトの会話音声の音圧は，1 000 Hz 近辺で 1 m 離れて 40 〜 70 dB SPL である。

引用・参考文献

1) 鈴木篤郎 監修：聴性脳幹反応―その基礎と臨床―，メジカルビュー社（1985）
2) 舩坂宗太郎 監修：聴性脳幹反応ガイドブック，メジカルビュー社（2000）
3) Dallos, P.：The active cochlea, J. Neuroscience, pp. 4575〜4585 (1992)
4) Rasmussen, G. L.：Efferent fibers of the cochlear nerve and cochlear nucleus：Rasmussen, G. L., Windle, W. F. (Eds.)：Neural mechanisms of the auditory and vestibular systems, pp. 105〜115, CC Thomas (1960)
5) Smith C. A.：The inner ear：Its embryological development and microstructure. In Tower D. B. (ed.), The nervous system **3**, pp. 1〜18, Raven Press, New York (1975)
6) Davis, H.：Biophysics and physiology of the inner ear, Physiol. Rev. **37**, 1 (1957)
7) 鈴木篤郎 著：難聴，新臨床医学文庫 91，金原出版（1967）

5 聴覚中枢の構造と機能

5.1 蝸牛神経

　音波入力による蝸牛神経の興奮は,「聴こえ」の本質的機構であり,蝸牛神経以降の聴覚中枢の構造と機能に密接に関わっている。

5.1.1　求心性神経線維

　内有毛細胞の底部に接した求心性神経線維は,音による有毛細胞の電位変動に基づいて神経インパルスを発射する。これを聴覚の第1次ニューロンの興奮という。この興奮が蝸牛神経核に伝達し,さらに上オリーブ核,台形体核†,下丘,内側膝状体という脳幹の聴覚中枢路を経て,音の情報を大脳皮質聴覚領に伝える。

　蝸牛軸から出た蝸牛神経は,前庭神経,顔面神経とともに内耳道を通る。蝸牛神経と蝸牛に隣り合った三半規管から出て平衡感覚を伝える前庭神経とを総称して内耳神経(または聴神経)と呼ぶ。脳幹での脳神経核は,上から順に嗅神経,視神経,動眼神経,滑車神経,三叉神経,外転神経,顔面神経,聴神経,舌咽神経,迷走神経,副神経,舌下神経の各核で12対ある。内耳神経は8番目であるので,第8脳神経あるいは第Ⅷ神経とも呼ばれる(4章参照)。

---

† 台形体核は狭義と広義の命名がある。狭義の台形体核は上オリーブ核の内側に位置しているが,上オリーブ核と狭義の台形体核とを含めて広義の台形体核という。また遠心性神経線維は,大脳から上オリーブ核にいたる神経線維と上オリーブ核から出て蝸牛の有毛細胞に接する神経線維とがある。

5.1.2 遠心性神経線維

遠心性聴覚中枢路には，インパルスが下行性する神経線維群があり
1) 大脳から上オリーブ核にいたる上部の下行性神経線維群
2) 上オリーブ核から蝸牛に至る下部の下行性神経線維群

に2大別される。

1)の上部の遠心性神経の役割はいまだ不明であるが，おそらくあまり大きくない周辺雑音，例えばパーティーなどでのガヤガヤ声の中で必要な話の聞き取りなどに関与していると推定されている。すなわち，このような状況では，無用な音による興奮をある程度抑制し，「聴き取り」をよくするのに役立つと考えられている。

2)の上オリーブ核に起源がある下部の遠心性神経線維は，第4脳室底で左右が一部交叉して前庭神経に入る。そして前庭神経を走行する途中で，オリーブ蝸牛束を経て蝸牛神経に入る。なお，遠心性神経の59〜75％が非交叉性である。

非交叉性のオリーブ蝸牛束は外側上オリーブ核の周囲に起源があり，交叉性オリーブ蝸牛束は内側上オリーブ核の内側部に起源がある。また，外有毛細胞に接続する遠心性神経線維は，内側上オリーブ核の腹内側の大型の細胞に由来し，内有毛細胞への遠心性神経線維は，外側上オリーブ核周辺の小型の細胞に由来する。遠心性神経は有毛細胞の興奮に対して抑制的であり，各線維は求心性神経と同じように周波数選択性を有する。

なお，蝸牛神経の遠心性神経線維は，求心性神経線維と比べてはるかに少なく，その数は500〜1800本ぐらいといわれている。また求心性神経線維ではアセチルコリンエステラーゼの活性がほとんど認められないが，遠心性神経線維ではこの酵素の活性が高い。

4章でも述べたが，周知のごとく蝸牛基底膜振動の最大振幅部位は，高振動数音では蝸牛基底回転に，低振動数音では頂部にあり，音の周波数が高→低となるにつれて，最大振幅部位は蝸牛基底回転から頂部に移行する。

有毛細胞はこの周波数配列に沿って並んでいるので，有毛細胞の底部に接した求心性神経線維は，当然それぞれに固有な特徴周波数をもつ。聴神経では，上方回転からの神経線維は神経の中心部を，また下方回転からの神経線維は周辺部を走行する。

したがって聴神経では，中心部は低音に特徴周波数をもつ神経線維，外側の周辺部は高音に特徴周波数をもつ神経線維という配列をしている。この周波数配列の構造を周波数局在という。この周波数局在は蝸牛神経のみでなく，脳幹の聴覚中枢の各核でも認められる。例えば，左右の聴神経からの情報を受け，それらを統合するという複雑な情報処理を行っている上，オリーブ核でも，周波数局在は存在する。また，下丘では2方向の周波数局在を呈しているが，下丘での周波数局在はきわめて鋭い。これは聴神経核から下丘までの脳幹聴覚核でのインパルス統合による。

大脳の聴覚皮質は，内側膝状体から広く分散する聴放線を受けており，周波数局在が鈍い配列となっている。それでも，おおまかな周波数局在が見られる[5]。

5.2 脳幹・大脳の聴覚中枢路の各核の概要

脳幹・大脳での聴覚中枢路の機能の意義は不明な点が多く，概要を述べるにとどまる。なお，参考までに聴覚中枢路を図5.1に模式図として示した。なお，この図のローマ数字は聴性脳幹反応（10章参照）の各波の起源と推定されている核である。

5.2.1 聴神経核

蝸牛軸のラセン神経節細胞に由来する軸索，すなわち第1次聴覚ニューロンは脳幹部の橋に存在する蝸牛神経核に到達する。蝸牛神経核ニューロンは腹側核，背側核とも周波数局在を有する。すなわち，背側部のニューロンは周辺部が

5.2 脳幹・大脳の聴覚中枢路の各核の概要

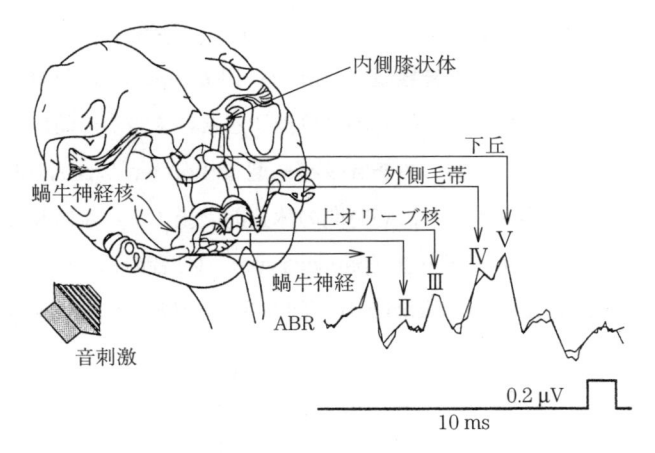

図 5.1 聴覚中枢路

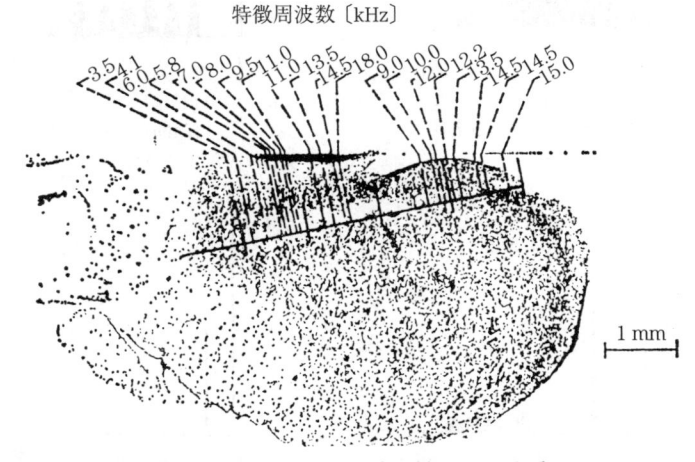

左側が前方,電極は背側核から前腹側核に刺入され,測定されたニューロンのCFは15 kHzから順次9 kHzまで下がり,それを過ぎると18 kHzに上昇し,再び3.5 kHzまで小さくなる(CF:特徴振動数)

図 5.2 聴神経核の矢状断[1),7)]

高周波数に対応し,以下中心部に向かい低周波数帯に応じる。そして腹側部との境界で,ふたたび急激に高周波に応じ,内方にいくに従い低周波数帯のニューロンとなる(**図 5.2**)。蝸牛神経核には,このような二重の周波数局在がある。

蝸牛神経核の神経インパルスの応答様式には，① 神経インパルスが一様にほぼ規則的に発射される**一次神経型**（primary-like type），② 神経インパルス間の時間分布が一様でないが，統計的に処理するといくつかの時間分布帯を示して，インパルス発射をしている**チョッパー型**（chopper type），③ 音の初期に多くのインパルス発射があり，短時間の休止期の後インパルス頻度のやや低い持続的な応答をする**ポーザー型**（pauser type），④ 音の初めのみにインパルス発射をする **on type** の4種類があり（図5.3），一様なインパルス発射や漸

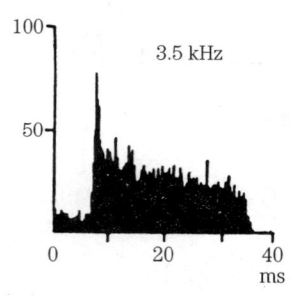

（a） 3.5 kHzのトーンバースト
（約27 ms）に対する応答
（一次神経型）

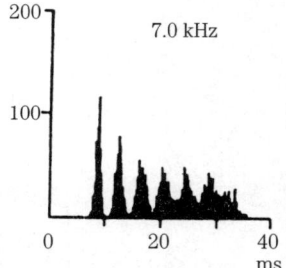

（b） 7.0 kHzのトーンバースト
（約27 ms）に対する応答
（チョッパー型）

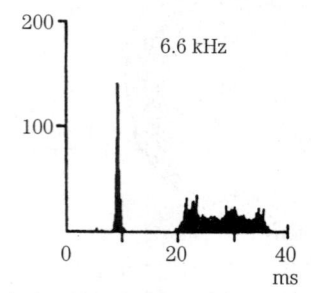

（c） 6.6 kHzのトーンバースト
（約27 ms）に対する応答
（ポーザー型）

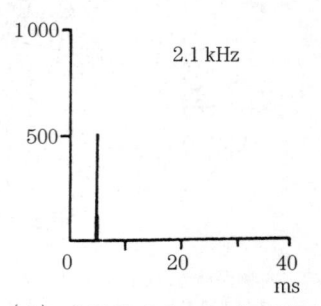

（d） 2.1 kHzのトーンバースト
（約27 ms）に対する応答
（on type）

蝸牛神経核の神経インパルスの応答様式には4型が存在する。一つのニューロンがつねにこの4種類のPSTヒストグラムの型に固定するものではなく，刺激音の条件により別の型にかわる。

図5.3　蝸牛神経核ニューロンのトーンバースト応答の
神経インパルスの PST ヒストグラム[2),7)]

減的発射を呈する聴神経の反応に比べ，複雑である．これは蝸牛神経核でのニューロン交換に際し，神経インパルス間で統合や抑制・促進が行われるからである．

蝸牛神経核でニューロン交換した神経線維は第2次ニューロンとなって，大部分が反対側，一部が同側を上行し，上オリーブ核に到達する．上オリーブ核には，反対側の入力音で興奮し同側入力音には応じない**ニューロン**（**EcIi ニューロン**，excitation contralateral inhibition ipsilateral neuron），同側の入力音で興奮し反対側入力音には応じないニューロン（これも EcIi ニューロン），両耳からの入力音のいずれにも興奮する EE ニューロンがある．そして，第3次ニューロンとして台形体核の神経細胞と連絡する（なお，蝸牛神経核には，大脳皮質聴覚領からの遠心性神経線維が下丘を介して到達している）．

台形体核は背側核と腹側核とからなり，腹側核はさらに前腹側核および後腹側核に分かれる．台形体核以降では，入力音に対し反対側の伝導路の神経線維がより活発に活動する．これを反対側優位という．ヒトでは 60～70％が反対側を上行するといわれているが，確定されていない．イヌでの実験的研究では，70～80％という高い比率が示されている．

聴神経核は台形体核を介して同側あるいは反対側の被蓋に達し，外側毛帯を形成して，中脳や間脳にある下丘や内側膝状体に向かう．このような中継核を経るごとにインパルス発射様式は異なる．最終的に第4次，第5次ニューロンとなって大脳の聴覚領に達する．

第4次あるいは第5次ニューロンは聴放線を形成し，大脳皮質の側頭葉の聴覚領である**横側頭回**（Heschl 回）に終わる．このように大脳皮質に到達するまでにニューロンの次数が多いのが聴覚中枢路の特色で，他の感覚では，第3次ニューロンまたはそれ以下で大脳皮質に到達する．これは聴覚路がより複雑な情報処理を行っていることを示唆するものである．

音声言語を取り扱うとき，聴覚中枢路の複雑な処理に加えて**前頭葉，頭頂葉，後頭葉**，大脳皮質下の**大脳基底核，海馬**（大脳基底核，海馬は主に言語の記憶を司る）の活動が関与する（**図 5.4，図 5.5**）．

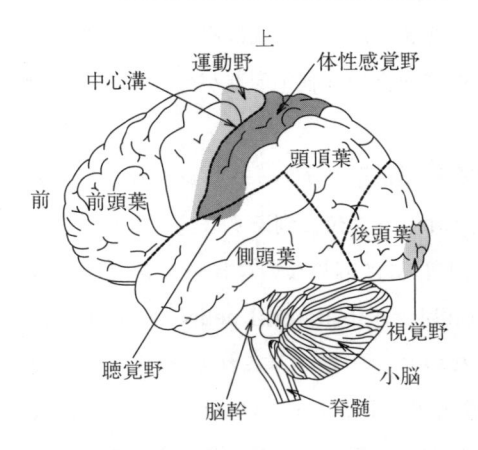

図 5.4 脳と大脳皮質の大まかな区分

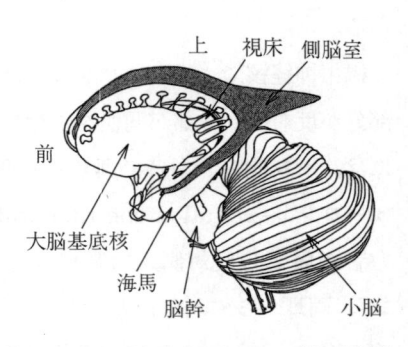

図 5.5 大脳皮質を取り除いた脳の深部[3]

5.2.2 上オリーブ核

台形体(trapezoid body)は**上オリーブ複合体**(superior olivary complex, SOC)と同義で,生理学では上オリーブ複合体(SOC)という名称のほうが頻用されている。ちなみに SOC は狭義の台形体核,上オリーブ核,そして周辺の小さな核群の総称である。

SOC は,両耳からの神経インパルスを統合し,上行情報を発信する部位である。左右の耳から入った信号は,上オリーブ核で初めて分析・統合される。この核は橋の腹側部にある。上オリーブ核は内側および外側上オリーブ核に分けられ,内側上オリーブ核が SOC の大部分を占めている。

内側上オリーブ核は正面からみた断面図で楕円形をしており,腹側部は高音に,背側部は低音に応ずるニューロン配列となっている。この内側上オリーブ核ニューロンは,左右蝸牛神経核の腹側核から両側性に入力を受ける。外側上オリーブ核は比較的小さく,S 字状または N 字状を呈し,内腹側部は高音に,外背側部は低音に対応したニューロン配列を呈する(**図 5.6**)。同側蝸牛神経核から直接に,そして同側 SOC を介して反対側蝸牛神経核から入力を受ける。

SOC の機能を要約すれば,上オリーブ核では同側耳の刺激に,台形体核

5.2 脳幹・大脳の聴覚中枢路の各核の概要

図5.6 聴覚中枢路の模式図[4),7)]

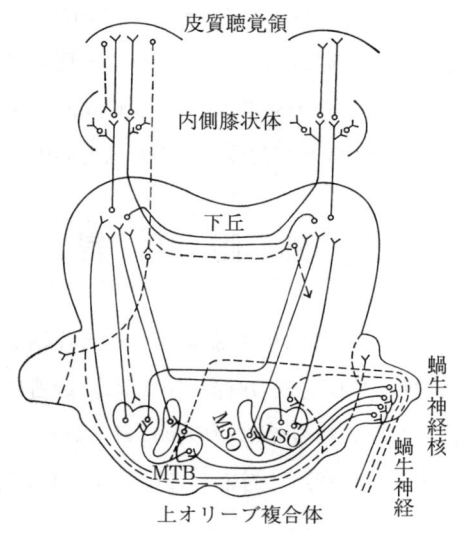

実線：右蝸牛よりの求心路，破線：左皮質聴覚領から下行する遠心路，MSO：内側上オリーブ核，LSO：外側上オリーブ核，MTB：台形体内側核

（狭義）は反対側の刺激に応じるニューロンが多いということになる。

　上オリーブ核のもう一つの機能は，遠心性線維の中継路である。すなわち，下丘とともに大脳皮質聴覚領からの遠心性線維の中継路を形成している。内側上オリーブ核の内側部およびSOCの背部から対側蝸牛神経を経てラセン器の有毛細胞に向かう交叉性オリーブ蝸牛束と，外側上オリーブ核の周囲から同側蝸牛神経に入りラセン器の有毛細胞に接続する非交叉性オリーブ蝸牛束とがある。これらの遠心性神経線維数は1 700～1 800本で，そのうちの60～75％が非交叉性である。外有毛細胞への遠心性神経線維の80％が対側の上オリーブ核に由来し，内有毛細胞への遠心性神経線維の90％が同側の上オリーブ核由来という。

　この核近辺には眼球運動を司る外転神経核，意識に関係する網様体核，表情に関与する顔面神経核があり，SOCはこれらと連絡しているので，大きな音で眼をパチクリしたり顔をしかめるなどの聴性反射が形成される。

台形体核は腹側核と背側核とからなる。SOC を形成している他の核と同様に，台形体核には同側耳の刺激に応じるニューロンと反対側耳の刺激に応じるニューロンとがある。大部分（70～80％）の台形体核ニューロンが反対側の刺激に応じるという。台形体核も左右耳からの音入力の調整を行っている。

5.3 外側毛帯

橋の蝸牛神経核，上オリーブ核から中脳の下丘へと連絡する部分である。腹側核と背側核があり，前者は反対側の刺激に反応し，後者は両側いずれからの刺激にも反応する。また，これらの二つの核にはそれぞれ背側部が蝸牛頂部（低音），腹側部が基底部（高音）に対応して配列する周波数局在が認められる。

5.4 下　　　丘

外側毛帯からの連絡を受ける核で中脳蓋にある。上下2対の高まり（丘）のうち，下方の丘に相当する部位である。下丘には，下丘を構成するいくつかの核がある。下丘ニューロンは中央核と呼ばれる部位に多く存在し，対側蝸牛神経核から求心性線維を受けている。中央核はさらに背内側部と腹外側部に分けられる。背内側部は主として大型の多極細胞からなり，大脳皮質，内側膝状体に上行する線維束，さらに反対側下丘に連なる線維束がある。一方，腹外側部は小型から中型の神経細胞からなり，大部分が外側毛帯からの求心性線維を受けている。いうなれば，下丘腹外側部は下部からの受信所であり，一方背内側部は内側膝状体，大脳皮質への発信所である。なお，腹外側部の神経細胞は円盤状の樹状突起の配列をしており，層状構造となっている。背側で後方の層が低周波数帯，腹側で前方の層が高周波数帯に応じている。中心核の周辺にはさらに二つの細胞群が存在する。これら二つの細胞群は，大脳皮質聴覚領，中央

5.4 下丘

核から投射を受ける。なお，この細胞群は中央核とは異なり，広い応答野[†]をもつが，一応の周波数局在が存在する（図 5.7）。

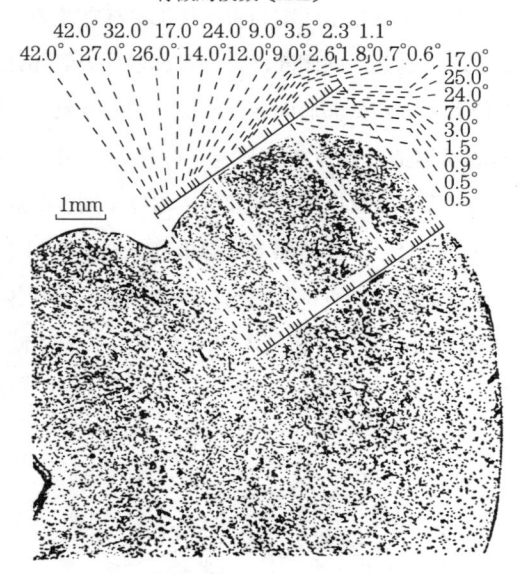

特徴周波数〔kHz〕
42.0° 32.0° 17.0° 24.0° 9.0° 3.5° 2.3° 1.1°
42.0° 27.0° 26.0° 14.0° 12.0° 9.0° 2.6° 1.8° 0.7° 0.6° 17.0°
25.0°
24.0°
7.0°
3.0°
1.5°
0.9°
0.5°
0.5°
0.5°

図 5.7 下丘の周波数局在[5),7)]

　聴覚中枢路は下丘から下丘腕を経て間脳の後核群に属する内側膝状体に連絡する。上行聴覚路には二つあり，一つは中央核の背側部から出る下丘交連で，これらの線維の大部分は反対側の中央核の背側部に終わるが，一部は反対側の下丘腕に入る。もう一つは下丘から内側膝状体に向かう線維で，その経過中に中脳蓋の下丘腕周辺部に交通枝を与える。下丘の周波数局在は 3 層になっており，それぞれが低周波数から高周波数の配列をしている。なお，音に反応するように条件反射付けを行い，大脳皮質や内側膝状体を除去した動物実験で，下丘は音の強さの弁別に重要な役割をもつことが判明している。

[†] 神経細胞の応答閾値を縦軸に，刺激音の周波数を横軸にとって図を描くと，その神経細胞の応答範囲が明瞭に示される。この応答範囲をその神経細胞の応答野という。

5.5 内側膝状体

聴覚中枢伝導路の最終中継核で間脳の視床後部に存在する。神経細胞の神経突起の形から腹側部，背側部，内側部に分けられる。腹側部は下丘腕からの入力を受ける主要部位で，さらに卵形部と外側部に細分される。腹側部，特に腹側核は規則正しい層状構造となっている。この部の外側層から内側層に向かい，低音から高音に対応する反応配列となっており，周波数局在が下丘とともに明確に認められる。ただし，卵形部では線維層が渦を巻いているので周波数局在は見られない。背側部はさらに背側核，深背側核，膝状体上核に分けられる（**図5.8**）。背側部と内側部は，聴覚のみならず視覚や体性感覚にも関与している。

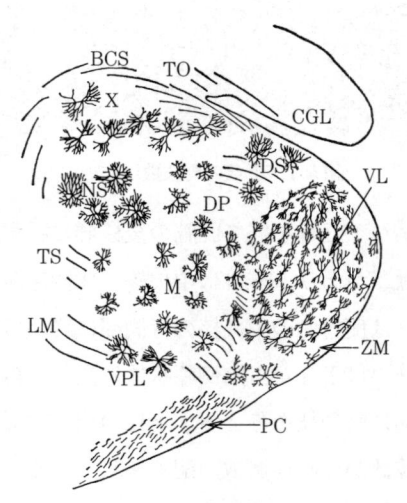

BCS：上丘腕，CGL：外側膝状体，DP：深背側核，DS：背側核，LM：内側毛帯，M：内側膝状体内側部，NS：膝状体上核，PC：大脳脚，TO：視索，TS：脊髄視床路，VL：腹外側核，VPL：視床後外側腹側核，X：視床後外側核，ZM：辺縁層

図5.8 ネコ内側膝状体横断面の細胞構築[6),7)]

内側膝状体の細胞の応答野†は，下丘と同じく周波数のいかんを問わず狭い。このため蝸牛で始まった周波数弁別は，下丘・内側膝状体で完成されるとみなされている。

内側膝状体を出た線維は，聴放線という広がる線維層をつくり，側頭葉の聴覚領に達する。なお，内側膝状体は大脳皮質聴覚領から遠心性の線維も受けている。

5.6 大脳皮質聴覚領（横側頭回）

間脳の内側膝状体から投射線維が終わる大脳皮質部分は，横側頭回，側頭葉の深部を含めて，ブロードマンの41，42野に相当し（図5.9），聴覚領と称される。聴覚領は2箇所に分けられ，大脳皮質聴覚領の前方から中部を第1次聴覚領，その腹側にある部位を第2次聴覚領という。大脳皮質は内側膝状体から聴放線で連絡を受けているので，下位の中枢と異なって整然とした周波数局在はないが，大まかにみて第1次聴覚領の前方部は蝸牛の基底回転に対応した高

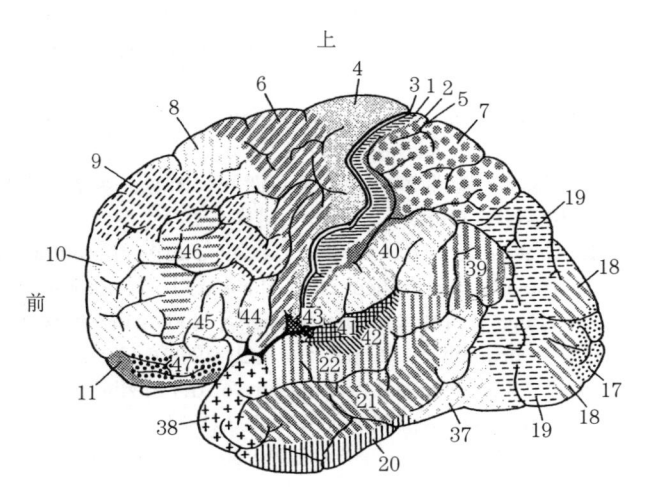

図5.9 ブロードマンの大脳皮質地図

---

† p.49脚注を参照。

周波数音，後方部は頂回転に対応した低周波数音に反応する。第1次聴覚領に接している第2次聴覚領では，逆に前方部では低周波数音に，後方部は高周波数音に対して応答する。

　言語の生成と理解は，側頭葉の聴覚領のみで成されるものではない。前頭葉，側頭葉，頭頂葉，さらに大脳皮質の奥深くにある大脳基底核や脳幹の上部にある視床が，言語の生成と理解に必須な部位である。

　なお，大脳基底核は小脳と密接な関係をもっている。小脳は運動制御以外に認知機能があることを示す報告が，最近増えてきている。しかし，小脳と言語との関係は将来の課題である。大脳と言語との関係は6章で詳しく述べる。

引用・参考文献

1) Rose, J. E.：Organization of frequency sensitive neurons in the cochlear nucleus complex of the cat：Rasmussen, G. L., Windle, W. F. (Eds.)：Neural mechanisms of the auditory and vestibular systems, pp. 116～136, C. C. Thomas (1960)
2) Pfeiffer, R. R., Molnar, C. E.：Cochlear nerve fiver discharge patterns：Relationship to the cochlear microphonics, Science., **167**, pp. 1614～16161 (1970)
3) Hirsh, M. C., Kramer, T.：Neuroanatomy, 3D-stereoscopic atlas of the human brain, springer-verlag (1999)
4) 勝木保次：聴覚，新生理学，下巻（問田，内薗，伊藤，富田編），pp. 882～905，医学書院（1982）
5) Rose, J. E., Greenwood, D. D. et al：Some discharge characteristic of single neurons in the inferior colliculus of the cat, I. Tonotopic organization, relation of spike counts to tone intensity, and firing patterns of signal elements, J. Neurophysiol, **26**, pp. 294～320 (1963)
6) Morset, D. K.：The neuronal architecture of the medial geniculate body of the cat, J. Comp-Neurol., **162**, pp. 157～193 (1964)
7) 鈴木篤郎 監修：聴性脳幹反応―その基礎と臨床―メジカルビュー社（1985）

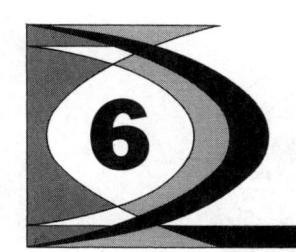

6 大脳の言語理解機能とその部位

6.1 はじめに

　音の情報は，神経興奮として蝸牛から脳幹の聴覚中枢路，すなわち聴神経核，台形体核（上オリーブ核を含む），外側毛帯，下丘，内側膝状体を経由し，大脳の側頭葉の聴覚野（大脳半球の側部にあるブロードマンの41，42野→図5.9）に到達する。しかし，言語の聴取・発声には，大脳半球の表面すなわち大脳皮質のさまざまな部位（前頭葉，頭頂葉，側頭葉，後頭葉→図5.4）のみならず，大脳の深部にある大脳基底核，視床などの働きが必要である（図5.5）。言語機能は，右利きの人の約96％は左大脳半球に局在しており，残りの約4％は右大脳半球で言語を処理している。一方，左利きの人でも約70％が言語機能は左大脳半球優位である。そして残りの約15％は右大脳半球優位で，その他の15％の人は言語機能に大脳半球の優位性がないという。

　大脳半球の横断面では，左側側頭葉が右側に比べて側頭葉がやや広い。この左大脳半球優位性は手話でも同様である。つまり言語においては音声言語であれ，手話であれ，左側側頭葉が優位である。

　発語のときには，前頭葉の左側運動野最上部にある第2言語野（図6.1。補足運動野ともいう）がまず興奮し（この興奮は，発話の意欲によって生じる），続いて言語が発声される。

6. 大脳の言語理解機能とその部位

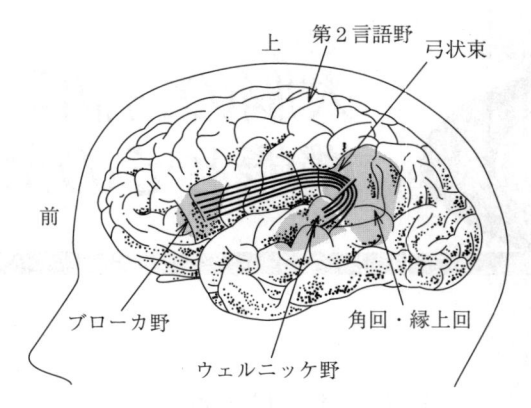

図 6.1 大脳皮質の言語野[1]

6.2 言語機能を扱う領域

　言語を話すには前頭葉の側方で後下部（ブローカ野（図 6.1）→ ブロードマンの 44 野と 45 野（図 5.9），言語を聴き取るには側頭葉の上方で中央寄り（ウェルニッケ野（図 6.1）→ ブロードマンの 22 野（図 5.9）の働きが必要である。この両野の連絡は，図 6.1 に示したシルビウス裂後上方にある角回（ブロードマンの 39 野）・縁上回（ブロードマンの 40 野）そしてシルビウス裂を取り巻く弓状束によって行われる。

　これらの部位，例えばブロードマンの 39 野・40 野などは，文字などの視覚情報も受け取り，文字の読み書きに必須な役割をも果たす。特に角回は，文字の視覚情報を聴こえを通して覚えた情報に変え，音読に必要な処理をしている。日本語にはカナと漢字があるが，カナの読みには角回が対応し，漢字の読みには角回下方の側頭葉後下部が対応している。

　下駄や靴をまとめて履物とする概念化は，両側の側頭葉の前部から中部までの損傷で損なわれる。そしてシルビウス裂周囲の後部障害では，男性を人間，大統領を酋長（しゅうちょう）という間違いをおかす。

正しい文法で話す（**統語**（syntax）という）には大脳基底核（図5.5参照）の働きが大切である．すなわち，正確な会話の基本である単語の正しい配列，正しい構文，発話のリズムなどの障害は，シルビウス裂周辺や基底核の損傷で惹起される．また，大脳基底核は多くの感覚野からの情報を受け，大脳の運動皮質に投射している．小脳も同様な機能的連絡をもっている．

文章を理解したり，論理的推論を思考することをメンタルモデルという．メンタルモデルを形成するのは，上記の大脳各部位である．しかし，最近小脳にもメンタルモデル形成の可能性があると推定されるようになった．言語と小脳との関係は，今後の重要な課題となろう．

6.3 音声言語を習得できる年齢の上限

会話をするには，脳に言葉を覚えていること（内言語という）が前提である．内言語の習得はせいぜい6才までで，しかも音声言語による習得過程が必須であるといわれている．13才半まで奇矯な親に育てられ，言語に接し得なかった実例が報告されている．この例では2語文がとにかくいえたが，日常会話文は理解できなかったという．この例と対照的に，6才半で正常社会に入り，言語訓練を受けた女児は，1年半で1500〜2000語を覚え，複雑な統語もいえるようになり，ほぼ自然なイントネーションで会話できるようになった．

一般には，6才を過ぎるとイントネーション，アクセントも含め，自然な会話はできないといわれている．なお，側頭葉の神経線維の髄鞘化や神経ネットワークが完成する年齢も5才末であり，髄鞘化や言語の神経ネットワーク形成には音声言語による刺激が必須である．

先に述べたアクセントやイントネーションについては，乳児は生後3〜4日で母語（フランス語）とロシア語とを聞き分けているとの研究結果があり，側頭葉での言語活動は意外に早くから始まっている．

6.4 言語に携わる三つの機構

第一は外界の認知で，形，色，音などの知覚や，この知覚から生じる感情などの表象である。第二は言語音の一つひとつを並べて助詞や単語（これらを形態素という）をつくり，単語を組み合わせて文をつくる文法（これを統語という）を表象することである。第三は，第一と第二を組み合わせて概念を浮かべ，また逆に概念から単語想起や文を生成することである（図6.2）。こうして，抽象的思考が可能となり，さらに抽象的思考・概念を基盤として文学・絵画・音楽などから芸術的情緒の発達を促す。この芸術的情緒の発達がヒトを形成する。いうなれば，言語なくして全人的発達はもとより，言語を要しない芸術をも達成することは難しい（言語をもたない他の生物は，文学は当然として，絵画・音楽も発達させ得ない）。

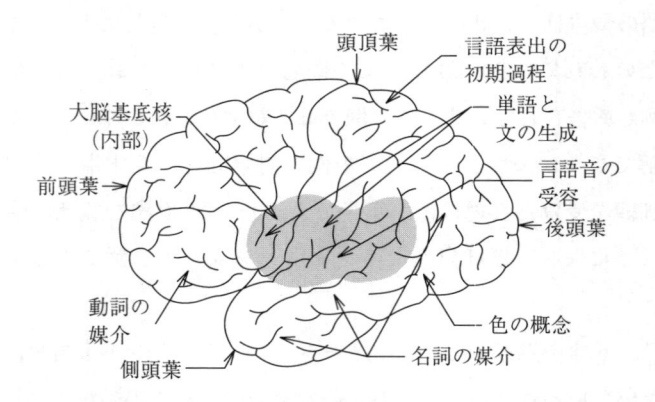

図6.2 言語の表出・理解に関与する大脳の部位[2)]

6.5 言語理解，発語・発話の障害（失語症）

大脳の障害による言語の理解，発話の異常を，失語症という。ブローカの失語症（話がいえない），ウェルニッケの失語症（話がわからない）はよく知ら

れているが，その他の失語症や失読症もある。

以下に失語症・失読症を記載する。大脳各部の名称については，図6.1および図6.2を参照されたい。

1) 運動性失語症 … 前頭葉の下部側方に位置するブローカ野の障害で，人の話はわかるが，いわばでたらめな発話となるので会話が成立しない。
2) 感覚性失語症 … ウェルニッケ野の障害で，話し言葉の理解に困難が生じる。発話の面では文法的に正しい句や文がいえるが，文としては意味をなさない。名指しも劣り，例えば，肘を膝，机を椅子と間違える。
3) 伝導失語 … 言語の理解や発話は可能であるが，復唱ができない失語症である。縁上回・角回の障害で，弓状束を介するウェルニッケ野とブローカ野との連絡が不十分であることによる。
4) 失読症 … 文字が読めない症状である。日本語には漢字（表意文字）と仮名（表音文字）があるが，第1項で述べたように，角回の損傷で仮名が，側頭葉後下部の病変で漢字の読みが障害される。側頭葉後下部は，漢字を書く，仮名から漢字を推定するのに必須な部位で，同音異義語の多い日本語では大切な機能を営む。
5) 自発語の出ない失語 … 前頭葉の最上部は補足言語野あるいは第2言語野といわれ，この部の異常で自発語が出なくなる。

6.6 言語の諸要素

6.6.1 言語の諸要素と大脳の各言語野の働き

言語の諸要素とは，**音素**（phoneme），**形態素**（morpheme），**統語**（syntax），**語彙**（lexicon），**意味**（semantics），**韻律**（prosody）をいう。

音素とは，言語における音の単位で，通常//で囲んで表記する。音素の組み合わせで意味を担う最小の言語単位ができる。これを形態素という。形態素は｛ ｝で表記される。名詞はそれ自身で一つの発話となりうる形態素であるが，動詞，助動詞，助詞などはそれのみで発話されることはない。前者を自由自立

形式の形態素，後者を拘束（結合）形式の形態素という。例えば，{煮物}は自由自立形式の形態素である。しかし，{煮た}は動詞の語幹{煮}と過去形の助動詞{た}の二つの形態素で成り立っているが，ともに単独では発話されず，{煮た}は拘束（結合）形式の形態素である。統語は，単語を適切な規則で組み合わせて句や文にすることをという。いわば文法といってよい。語彙はある言語におけるすべての単語の集合であり，音の規則は含むが，概念としての知識は必ずしも含まない。現在のように，言語変化の著しい状況では，概念としての知識は変化する。韻律は単語や文の発語における音声の抑揚で，音声言語の自然性を規定する。

以下に大脳の各言語野の障害による言語の異常について記述する。

6.6.2 大脳の各言語野の障害と言語の乱れ
〔1〕 単語・句・文の生成

右半球の損傷では言語の乱れは生じない。言語の生成と理解の機能は左半球にあるからである。左半球のシルビウス裂周囲の損傷では，単語を正しく組み合わせて句や文をつくることができなくなる。

詳述すれば，シルビウス裂周囲の後部領域の機能は，音素を正しく配列して単語をつくることである。この部に障害があると，単語を構成する音素の配列がくずれ，さらに正しい単語の想起もできなくなる。特徴的な症状は，単語のいい間違え，例えば「大統領」の代わりに「酋長」といったり，単語使用の間違い，例えば「男性」の代わりに「人間」という間違いが起こる。この結果，正しい文の生成も不十分となる。さらに後方下部で視覚を扱う後頭葉に近い部位は，色の概念を想起し色彩に関する語彙の媒介を行う。

〔2〕 韻律・統語の生成

シルビウス裂周囲の前部領域は，発話のイントネーションや文法に関わる。この部位に障害があると，発話の抑揚が平坦で流暢さがなくなり，文法の間違い，つまり単語の順序の誤り，代名詞や接続詞の省略がみられる。ただし，名詞は動詞より容易に発話できるので，名詞の想起・媒介は他の領域でなされる

と思われる。

〔3〕 動詞の使用

　動詞の想起・使用には，前頭葉外側の後下部があずかる。左前頭葉の損傷では，名詞より動詞想起の困難が起こる。また，被検者にリンゴの絵を見せて「食べる」といわせたところ，前頭葉外側の後下部が活性化された。前頭葉外側の左後下部の障害では，単に動詞がいえなくなるだけでなく，文法的に正しい文が使用できない。

〔4〕 名詞の想起・使用

　側頭葉の前部から中部にかけて損傷があると，つぎのような症状を呈する。すなわち，人の顔や身体の部分，動物や植物，道具，乗り物などを見て，すぐなにであるか理解できる。しかし，その名前が固有名詞であれ，普通名詞であれ，想起できない。想起できにくいカテゴリーは個々人によって異なり共通性はない。特定の個人の名前の想起には，左側頭葉前部が関与している。しかし，これら名詞の想起障害があっても，代名詞や接続詞の使用には問題なく，構文も正しい。概念と単語生成を媒介する神経回路は，後頭葉から側頭葉にかけての大脳皮質といえる。

6.6.3　大脳基底核と海馬の働き

　大脳基底核は皮質下の核である（図5.5）。語音の生成は，大脳皮質または皮質下の核によって営まれている。特に皮質下の核である大脳基底核は，複雑な運動の要素をなめらかな動きとしてまとめる働きがある。言語生成においても，単語や句を文章につくり，まとめるのに一役かっていると推定されている。パーキンソン病は大脳基底核障害の代表的な疾患であるが，痴呆症状がないかぎり，単語の使用には異常ない。しかし，文法，例えば英語では，過去形の「ed」を付け忘れることが多いといわれている。しかし，不規則動詞の過去形には問題ない。おそらく，不規則動詞の過去形は記憶して覚えているが，規則動詞の過去形には「ed」を語尾に付けるという文法を駆使しなければ正しい言語とならないことが関与していると思われる。これからみて，大脳基底核は

単に文の生成のみでなく文法すなわち統語に必須な役割を果たしていると考えられる。

海馬は大脳基底核の下部でこれを取り囲むように位置している（図5.5）。その機能は新たな入力の認知・記憶であり，長期記憶の蓄積と検索にはかかわっていない。しかし，新しい入力が海馬で処理されると，このデータは大脳皮質に行きわたり，のちのち連絡し合って言語生成に使われるよう蓄積される。したがって，言語を習得するには海馬の関与が必須である。いうなれば，海馬は新しい記憶の定着に必要な部位である。しかしながら，大脳基底核と海馬は系統発生学的にみて古い皮質（古皮質）に属しており，大脳の新皮質が受けもっている言語発声とは別に，感情的な非言語的発声をも実施している部位と考えられている。

なお，成人男性では両側海馬とその周辺皮質，左脳の上側頭回が大きく，成人女性では右脳の側頭平面，中側頭回が大きいという性差がある。

引用・参考文献

1) Geschwind, N.：Language and the brain, Scientific American, **226**, pp. 76〜83 (1972)
2) Damasio, A. R., Damasio, H.（岩田淳，岩田誠 訳）脳と言語，日経サイエンス 11, pp. 62〜71 (1992)

II部　聴力検査法

7　聴力検査
— その歴史と各種検査法 —

7.1　はじめに

　ヒトのコミュニケーションの主たるものは，言語である。そして，相対してのコミニケーションには，音声言語を使用する。この場合にはコミュニケーションの充足度が求められる。この充足度には，双方の理解力，すなわち共通な言語，話題の予備知識，相似の人生体験，身振り手振り（視覚の併用）などの要因が重要な役割をもつ。

　音声言語使用に最も大切なのは，「聴こえ」または「聴き取り」の程度である。これを知るのが聴力の測定である。聴力測定法は，その時代の技術水準に依存してきた。最近エレクトロニクスの発展につれ，多種多様な聴力測定法が生まれた。例えば，伝音難聴や感音難聴の判別はもとより，聴性脳幹反応による詐病や心因性難聴の発見，乳幼児の難聴の度合い，耳音響放射の記録による蝸牛機能の精査，さらには脳死の判定（聴性脳幹反応が判定の一助として公認されている）など，単に「聴こえ」のみでなく蝸牛・脳幹・大脳の病態判断に応用されている。

　高齢化社会の到来とともに，高齢者難聴への補聴は大きな課題となっているが，わが国は老人難聴者の補聴・社会参加への取組みにおいてヨーロッパや北

米はもとより東アジアでも遅れている。

以上を踏まえ，難聴の対策の前に，次節ではまず聴力検査の歴史について概略する。

7.2 聴力検査の歴史

難聴ついては，紀元前1550年のエジプトの古書に記載がみられる。その1000年後に，かのヒポクラテス（最初に倫理的，合理的医療を行い，医聖と称せられたギリシャの医師）が，側頭部の打撲で頭蓋骨の骨折に伴う難聴症例について病因を論じている。

「聴こえ」が学問の対象となったのは，16世紀に入って聴器の構造が明らかとなり，機能が論じられるようになってからである。例えば耳管がその好例である。すなわち，EustachioやFallropioは耳管の存在を人体で発見した。なお，耳管はかつて欧氏管と呼ばれたが，これはEustachioにちなんで命名されたEustachian tube（ユースタッキアン・チューブ）の日本語訳である。しかし，例えばニュートンとかオームのように，人名はなるべく数量の単位に用いる風潮に倣って，近年，耳管と改名された。（欧米では，正式にはauditory tubeというが，特に臨床医学ではEustachian tubeは現在でもよく使用されている）。

ともあれ，耳管は一端が中耳腔に開口し他端がノドの上部に開口している管状の器官である。この開口部は，通常は閉じているが，嚥下やあくびによって開き，これによって中耳腔内の気圧と大気圧とのバランスが保たれ，鼓膜は振動しやすい条件下にある。しかし，風邪（上気道感染症）では上気道の炎症が耳管を伝わって中耳炎を起し，「聴こえ」が悪くなるというマイナス面もある。

このように，聴覚に関するさまざまな事柄が医学的に解明され，外耳，中耳，内耳，聴覚中枢路の構造と機能，そしてこれらの障害による難聴が明らかになった。これらについては，各項にわたって記載するが，次節ではまず測定の対象となる聴力について記述する。

7.3 検査対象となる聴力

7.3.1 気導聴力と骨導聴力

　音は耳（一般には耳介，外耳道を指すことが多い）から入って，鼓膜，ツチ骨，キヌタ骨，アブミ骨（まとめて耳小骨という）を経て内耳に伝わり，内耳のリンパ液に振動を引き起こす。この振動が蝸牛神経を興奮させ，音の感覚が生じる。この音の入力経路で生じた聴覚を気導聴力という。

　大きな音は，音エネルギーが直接に頭蓋骨を振動させ，直接に側頭骨の内部にある蝸牛に振動を起す。また頭蓋骨に振動子を当て，頭蓋骨振動による蝸牛の振動で，音感覚をひき起すこともできる。頭蓋骨振動による聴覚を骨導聴力という。

　現在では，気導聴力測定には，125 Hz，250 Hz，500 Hz，1 000 Hz，2 000 Hz，4 000 Hz，8 000 Hz の純音を，骨導聴力測定では 250 Hz，500 Hz，1 000 Hz，2 000 Hz，4 000 Hz の純音を検査音として用い，おのおのの聴こえの閾値を求める。これを純音聴力検査という。骨導聴力で 125 Hz を除外する理由は，被検者が音でなく振動感で応答することが多いためである。250 Hz，500 Hz でも振動感による応答か否か確かめる必要がある。また 8 000 Hz で行わない理由は，高周波音では頭蓋が部分振動を起し，節と腹が一定でなく，頭蓋骨振動子を当てる部位でのわずかな違いによる応答値の差が大きいことによる。

　気導聴力閾値が正常なときは，蝸牛機能が正常であるから骨導聴力を測定する必要はない。

7.3.2 語音聴力

　純音を用いた検査では，各周波数における聴こえの閾値を dB HL で示すことができる。しかし，純音閾値の dB HL 表現では，その値から音声言語の「聴き分け」をおおよそ推定できるが，直接に測定できない。このため，音声

を刺激とした「聞き分けの程度」を測る聴力検査がある。この検査を語音聴力検査という。

わが国では，アイウエオ 50 音からヌ，ヘ，を除き，濁音としてガ，ダ，バ，ジ，ズ，デ，ゴ，ドを加えて，無作為に配列した表（57 式語表という），またはア，タ，ハ，ワ，キ，シ，ニ，リ，ウ，ク，ス，テ，ネ，オ，ト，モ，ヨ，ガ，バ，ジの 20 音からなる無作為配列表（67 式語表という）を，アナウンサーが一定の音量で読み上げ，レコードに録音して原板をつくり，各施設で再生録音した配付用テープを用い，オージオメータで音量を 10 dB 単位で変化して，それぞれ正答率を求めて表示する。

また数字語表として，ニ(2)，サン(3)，ヨン(4)，ゴ(5)，ロク(6)，ナナ(7)がある。このほか語音了解度測定に，りんご，めがね，はさみなどの 20 単語，青いズボンを買った，石をたくさん数えた，のような 10 の短文，そして，雪は白いですか黒いですかのような 20 の質問文がある。

これらの音声や単語・文を使用した「聞き分け」検査を語音弁別検査という。ただし，上記の語表すべてを必ず検査に用いる必要はない。

7.4　聴力測定機器の変遷

初めに述べたが，聴力測定法はその時代の技術水準に依存している。十六世紀には，Capivacius は口にくわえさせた鉄棒に音を与え，そのときの聴こえの状態によって難聴を測定した。この測定法でも，現存する難聴が中耳の音伝達経路の疾患によるものか（現在では伝音難聴と称され，伝音難聴では鉄棒を口にくわえた場合の音感覚は骨を伝わって内耳に到達するので，正常に聞こえる），または聴神経の疾患によるものか（現在では感音難聴と称され，鉄棒伝達による「聴こえ」の閾値は，内耳の機能低下のため低下している）を鑑別できた。これが難聴の鑑別診断の最初である。

音叉が発明されたのは 1711 年で，英国宮廷演奏者 Shore が楽器を調律する

ために用いた。Schelhammer（1649～1712）は，ただちにこれを聴力検査に応用した。彼は，気導検査のほか，音叉の柄を歯，頬骨，頭骨にあてる骨導検査も行っており，難聴が中耳異常によるか内耳異常によるかの判別を論じている。

19世紀に入って量的測定が進展するに伴い，聴覚についても量的測定を行うことが要望され，さまざまな器械的な音響発生装置が考案された。なお，当時の一連の検査器械は，すべてAku-meterと名付けられている。以下，いくつかのAku-meterを参考までに紹介する。

Wolke（1802）は，一定の重さの槌を一定の角度から倒して板を叩かせ，その音が聞こえるか聞こえないかを記録した。これは，槌の重さや倒す角度を可変とし，精密な目盛を付して，音圧レベルを調節するようになっている。Yearsley（1855），Bing（1875）の用いたAku-meterもほぼ同様の原理によるものである。また，聴取距離をもって可聴値を示す表記法も実施された。しかしながら，この種のAku-meterの検査音は衝撃音であり，雑音要素が大きく，おおまかな周波数別の検査すらできなかった。

Itard（1775～1838）のAku-meter（1821）は銅製の輪を鳴らすものであり，Politzer（1877）のHoermesserは，鉄管を一定の力で叩くものであった。これらの検査機器は，検査音が楽音に近いという特色を有し，このため，高周波音，低周波音での聴こえが，おおまかに測定できた。

聴力検査の検査音には，周波数が一定な純音が好ましい。Schelhammer（1649～1712）は，前述の通り音叉を聴力検査に応用した。気導検査のほか，音叉の柄を歯，頬骨，頭骨にあてる骨導検査も記載した。しかし，検査者の音叉の鳴らし方，音叉の位置，被検者の応答などに個体差が大きく，これらの基準に一定の規定を設定することが困難であった。このようにして，音叉の臨床診断的価値は見失われ，ほぼ150年後に再評価されるまで，音叉は耳科学臨床から姿を消した。

7.5 エレクトロニクス機器（オージオメータ）の出現

1920年代になると，エレクトロニクスの発展により，発振回路による純音発生装置が聴力検査に用いられるようになった。これにより，定常の純音がその周波数・強さを変えて検査音に使用でき，非検査耳に入れるマスキング・ノイズも定性・定量的に可変的に発生できる。また，オージオメータの増幅回路を介して語音の強さを定量的に変化でき，語音聴力検査に応用できる。さらに蝸牛機能を調べる特殊な聴力検査に使用される振幅変調音，周波数変調音などの発生も可能となった。

1947年には von Békésy が被検者の応答に応じて振幅変調，周波数変調を行う自記オージオメータを開発した。この自記オージオメータ記録の振幅や閾値の変動から，難聴の病態生理が詳しく判定できるようになっている。

7.6 音響性脳波誘発反応の応用

音刺激時点を基準として脳波を加算すれば，脳波上では判別できないかすかな電位変化の反応が検出できる。この脳波加算を電子回路で自動的に行う装置が，1954年 Dawson により発表され，1958年に Geisler らにより脳波加算処理による音響性誘発反応検出法が開発された。音響性誘発反応の検出により，被検者の自覚的応答なしに反応の有無を知ることが可能となった。この誘発反応は約 30 ms のピーク潜時をもつ陽性波を中心とするもので現在，**聴性中間反応**（auditory middle latency response，**MLR**）と呼ばれている。聴性中間反応は被検者の自覚閾値に近い音圧で出現する。ただし，その本態に関して異論がある。なお，音響性脳波誘発反応の臨床的応用としては，**頭頂部緩反応**（slow vertex response，**SVR**）や**聴性脳幹反応**（auditory brainstem response，**ABR**）が主流となっている。

頭頂部緩反応 SVR は，潜時約 60 ms の陽性波，潜時約 110 ms の陰性波，

潜時約 200 ms の陽性波を主体とする誘発反応である。覚醒状態では，自覚的閾値との差が 10 dB 前後で，検査時間も比較的短い。しかし，睡眠時の検査では，反応閾値と自覚的閾値の差が一定でなく，波形も不安定で，判定者間での判定も一致しないことが多いなど，信頼性に問題のある検査である。このため，乳幼児において，現在ではつぎに述べる聴性脳幹反応が広く使用されている。

聴性脳幹反応は，1970 年アメリカの Jewett，イスラエルの Sohmer と Feinmesser によってそれぞれ独立して報告された誘発反応である。これは音に対する脳幹の聴覚中枢路の反応を，脳波の 1 000 回以上の加算で検出したもので，脳波誘発反応による聴力検査の中では信頼性が高い。ただし，検査音としてトーンピップ・トーンバーストなど持続の短い音を使用する必要があり，これらは電気信号としてはサイン波成分が多いが，持続が短いため音としてはスピーカやイヤホンを通して音にした場合，雑音成分が強く，周波数別の検査として用いるには難点がある。いまのところ，聴性脳幹反応は 3 kHz 近辺の聴力閾値を示すものとされている。聴性脳幹反応は，さらに脳幹の機能判定にも用いられ，また公的に脳死判定の一指標とされている。このため，耳鼻咽喉科はもちろん，神経科，脳外科，小児科，救急処置室などでも臨床応用されている。

これら多種多様な聴力検査の開発で，聴力検査の有用性は高まり，聴こえの病態生理の解明が進んだ。これらの聴力検査の実際と結果の意味する点については，8 章「種々の聴力検査とそれらの意義」で詳しく記載する。

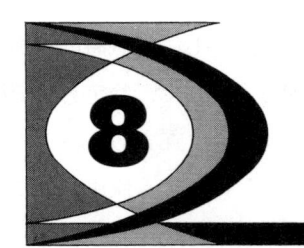

8 種々の聴力検査とそれらの意義

8.1 はじめに

　1章から6章に述べたように，聴覚はヒトにとって必須であり，また「音声言語使用はヒトにおいては第三の本能」である。この「音声言語使用はヒトにおいては第三の本能」は，Massachusetts Institute of Technology の Steve Pinker 教授の名言であり，彼の著作である「THE LANGUAGE INSTINCT」に述べられている。彼は The American Psychological Association から，The McCandless Young Developmental Psychologist Award を，また The National Academy of Sciences から Troland Research Award を受賞した優れた言語学者である。

　第三の本能と称されている音声言語習得に重要な聴覚の障害程度，鑑別診断を行なうのが聴力検査である。

　聴力検査には，さまざまな測定法があるが，大きく分けて「聞こえの閾値測定（純音聴力検査）」と「言葉の聞き分け能力の測定（語音聴力検査）」とがある。近年，エレクトロニクスの発達により，聴力検査機器は刺激音の大きさや周波数を安定して出せる。また，音刺激時点を基準として脳波を加算し有無の判別が容易となった加算脳波誘発反応から，聴覚を推定する検査，すなわち加算誘発反応聴力検査も可能となった。これは脳波聴力検査ともいうが，この加算誘発反応聴力検査は1960年代後半に開発され，他覚的聴力検査として乳児や意識障害者の検査，詐聴の判定，さらに脳幹や大脳での異常判定ができるよ

うになった。

このように聴力検査法が発達して信頼度が高まり，検査の適用範囲も広がったので，聴力検査は急速に普及した。ちなみに，アメリカでは1937年には聴力測定器をもつ耳鼻科医は約10％であったが，10年後の1947年には80％の耳鼻科医が使用するようになったという。1970年代には前述の脳波聴力検査が普及しはじめ，いまや日本では中小の病院ですら脳波聴力検査機器が備えられている。

7章では純音聴力検査と語音聴力検査について記載した。本章では，新たに開発された聴力測定用機器ならびに聴力測定法について述べる。

8.2 自記オージオメトリー（ベケシーオージオメトリー）

聴力検査は，基本的には検査者がさまざまな周波数の純音をいろいろな強さで与え，被検者がこれらに応答することで成り立つ。しかし，1947年にvon Békésy（1961年ノーベル賞受賞者）によって開発された自記オージオメータは，周波数が低音から高音へゆっくりと移動し，音の強さも被検者の応答によって小→大，大→小と変化する。被検者は，「聴こえたらボタンを押す（検査音が次第に小さくなる）」，「聴こえなくなったらボタンを離す（検査音が次第に大きくなる）」という繰り返しの反応をすればよい。この検査を自記オージオメトリーまたはベケシーオージオメトリーという。

自記オージオメトリーは，単に自動的に連続周波数における聴力閾値を描くのみでなく，「聴こえた」と「聴こえない」という被検者の音の大きさの判断に基づく振幅をも描記する。このため，従来の純音聴力検査では得られなかった聴器障害の情報を提供する。これを以下に述べる。

補充現象（リクルートメント現象）は，音の強さの増強に対し音の大きさの感覚が異常に増大する現象で，内耳障害に特有な徴候である。自記オージオメトリーでは，音の強さの増強に対する音の大きさの感覚増大が異常に大きいため，反応曲線の振幅が縮小する（**図8.1**(b)）。

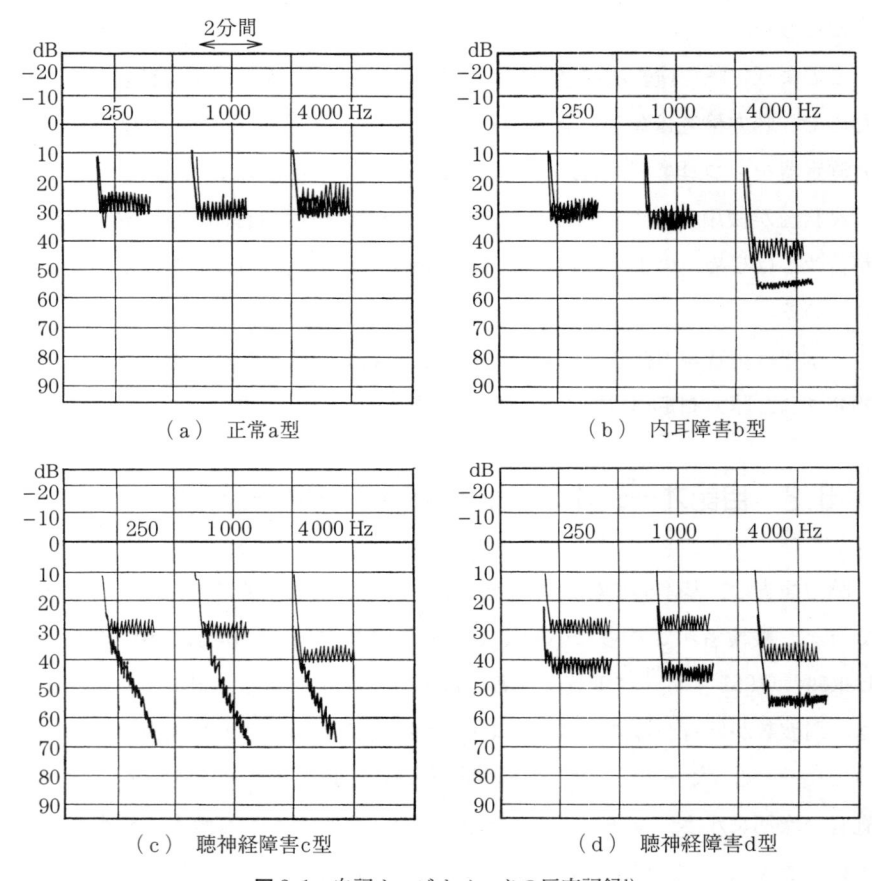

8. 種々の聴力検査とそれらの意義

（a）正常a型

（b）内耳障害b型

（c）聴神経障害c型

（d）聴神経障害d型

図8.1 自記オージオメータの反応記録[1]

音による順応や疲労が異常に早く，そのため刺激音に対する反応閾値が一過性に上昇する症状があり，一過性閾値上昇といわれる。これは聴神経疾患に特有な徴候である。この場合，自記オージオメトリーの反応閾値が上昇し，反応曲線が下降する（図8.1(c)）。さらに，順応や疲労のため，音の有無に対する反応が鈍くなり，自記オージオメトリーの反応曲線の振幅がやや大きくなる（図8.1(d)，250 Hz と 1 000 Hz，なお 4 000 Hz はおそらく内耳障害による補充現象と推定される）。このように，自記オージオメトリーは単に連続周波

数での音の閾値を呈示するのみでなく，内耳障害と聴神経疾患とを鑑別するのに役立つ.

反応曲線の鋸歯状波振幅のバラツキが大きいときは，被検者の「聴こえる」，「聴こえない」の判定が曖昧で，検査結果は信頼できない.

このように自記オージオメトリーは判定値から蝸牛・聴神経の病態を弁別できる．また，聴力検査結果の正当性・信頼性が検査中にわかり，判定に聴力検査として多大に貢献した.

8.3 語音弁別能，語音聴取閾値，語音明瞭度の特殊検査

語音聴力検査は「話声の聞き取り」を調べるもので
1) 語音聴取閾値検査
2) 語音弁別（能力）検査
3) 了解度検査

に大別される.

語音聴取検査で得られた語音聴取正答率（％表示）が50％を示す語音の強さを語音聴取閾値という．語音明瞭度を縦軸，語音検査レベルを横軸にして描いた図を語音聴力図という（**図 8.2**）．また，その曲線を語音明瞭度曲線という．なお，語音聴取閾値を○○ dB，語音弁別能力（最高明瞭度ともいう）を○○％と数字のみで表現することもある．また，右耳については○，左耳については×で表示するのは純音聴力図と同じである.

検査語音の強さと語音弁別能力との比較検討から，蝸牛性難聴か聴覚中枢路障害による難聴かの判別が明らかとなり，さらに日常生活での不便さ（近年 quality of life, QOL といわれるようになった）を推定できる．語音聴力検査での使用語表については，すでに7章に詳細を記述したので，ここでは省略する.

わが国では，語音聴力検査に一音節語音を使用するので，これらの語音を低

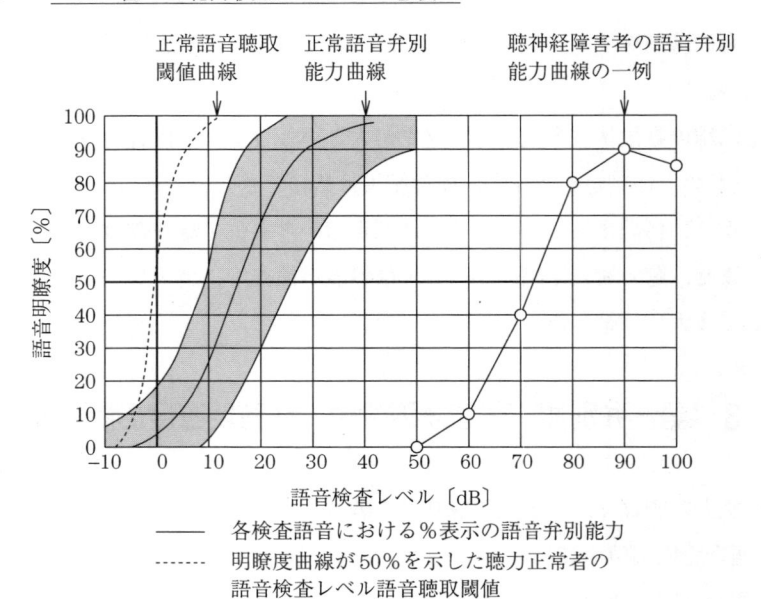

8. 種々の聴力検査とそれらの意義

図中ラベル：
- 正常語音聴取閾値曲線
- 正常語音弁別能力曲線
- 聴神経障害者の語音弁別能力曲線の一例

―――― 各検査語音における％表示の語音弁別能力
‥‥‥‥ 明瞭度曲線が50％を示した聴力正常者の語音検査レベル語音聴取閾値

図 8.2 語音明瞭度曲線[1]（語音聴力図，スピーチオージオグラムともいう）

域濾波したひずみ語音を用いて語音聴取の正答率を求めることができる。この結果，普通語音で正常範囲，ひずみ語音で低下と診断される症例がある。この症例には，後迷路性障害すなわち聴神経以降の障害が発見されることが多い。特に側頭葉の疾患では著明に低下した値となる。なお後迷路性障害では，純音の閾値がよいのに語音弁別能が低下するという特徴がある。

　時間軸に沿って語音の要素を抜き取ったものを断続語音という。これを用いて語音聴取を調べる検査法を，断続語音検査という。断続語音による検査結果の低下は，聴神経障害の場合に多くみられる。

　参考までに，通常語音ならびにひずみ語音聴取明瞭度と棄却限界を**表 8.1**，**図 8.3**に掲げた。聴力レベルが正常か軽度低下を示す症例でも高域（1 700 Hz）のみ濾波したひずみ語音明瞭度の低下が著明に認められる。

　なお，諸外国の語音聴力検査では，前に述べたように，あらかじめ語音聴力検査用に決められた単語や句を，聴力検査士が声の大きさを変えてランダムに

8.3 語音弁別能, 語音聴取閾値, 語音明瞭度の特殊検査

表8.1 ひずみ語音における聴取明瞭度と棄却限界[1]

危険率 5%

帯域	年齢群	平均[%]	信頼限界[%]	棄却限界[%]
All Pass	30才台	93.3	95.5〜91.1	100〜83.0
	40	91.8	93.9〜89.7	100〜80.0
	50	91.2	93.6〜88.8	100〜79.3
	60	83.5	85.4〜81.6	92〜76.0
1 200 Hz Low Pass	30才台	32.1	35.2〜29.0	56.6〜17.8
	40	33.1	35.1〜31.1	54.5〜21.5
	50	28.8	31.2〜26.4	50.7〜12.5
	60	27.5	30.2〜24.8	48.0〜15.5
1 700 Hz Low Pass	30才台	45.3	48.2〜42.4	58.0〜32.5
	40	43.6	46.9〜40.3	57.5〜29.4
	50	43.4	46.3〜40.5	56.5〜30.2
1 700 Hz High Pass	30才台	61.4	66.7〜56.1	86.3〜36.2
	40	54.7	59.0〜50.1	78.8〜30.6
	50	52.7	60.3〜45.2	90.3〜14.7
	60	34.9	43.2〜26.6	66.3〜 2.5
1 200 Hz High Pass	30才台	77.8	81.3〜74.3	93.2〜62.5
	40	74.8	79.3〜70.3	98.0〜51.6
	50	69.0	75.0〜63.0	97.0〜41.0

- この表では対照として正常語音での聴取明瞭度を最上段に示した
- 内耳の老化が始まる30才台から多くが高齢者難聴を示す60才台までの「いわゆる正常聴力者」を年齢ごとに4分して記載した。

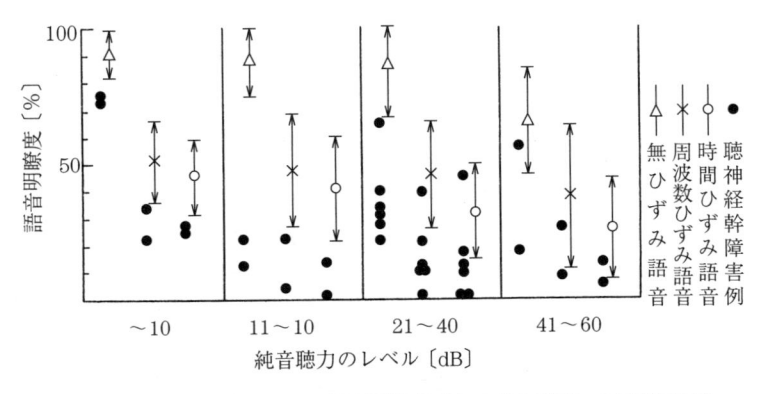

図8.3 内耳性難聴における語音明瞭度(含ひずみ語音)の棄却限界[1]

読み上げ，実施されている。ひずみ語音検査としては，濾波語音や断続語音を使用して実施している。しかし，一般には普及されていない。

8.3.1 聴力検査法と検査結果，対応の現況

純音聴力検査には，中耳伝音機構を介して音を与える気導聴力と頭蓋骨に直接振動を与える骨導聴力がある。気導聴力，骨導聴力のいずれも JIS 規格のオージオメータを用い，聴力検査用防音室内で実施される。その結果は純音聴力図（オージオグラム）として表す（**図 8.4**）。

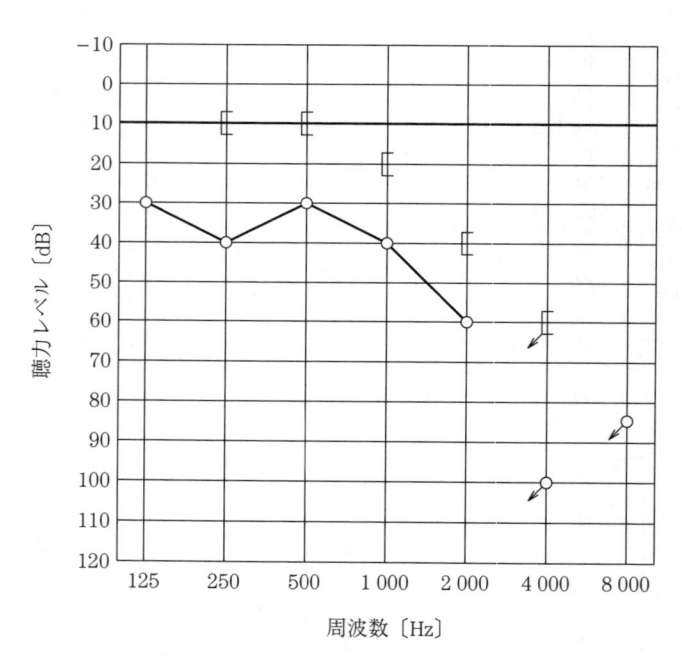

図 8.4 右耳 4 000 Hz，8 000 Hz の気導閾値がスケールアウト，4 000 Hz の骨導閾値がスケールアウトとなった症例の聴力図

純音聴力図は，国際規定により左側より等間隔で 125 Hz，250 Hz，500 Hz，1 000 Hz，2 000 Hz，4 000 Hz，8 000 Hz における純音聴取閾値を記載する。縦軸は音の強さを示すが，20 dB 間隔を 1 オクターブ間隔に等しくする。右耳の気導聴力閾値は○，左耳の気導聴力閾値は×で示し，各周波数の閾

値を右耳では実線ないしは赤線，左耳では鎖線ないしは青線で結ぶ．気導受話器では音の強さの両耳間減衰が約 50 dB であるので，両耳間の聞こえの差が 50 dB 以上のときは，聞こえの悪い耳を測定するときは検査していない良聴耳にマスキング雑音を与える．なお，気導聴力検査結果の誤差は 5 dB まで許容されている．

骨導閾値については，250 Hz，500 Hz，1 000 Hz，2 000 Hz，4 000 Hz の閾値を測定する．125 Hz では被検者が振動感で応答することが多く，8 000 Hz では頭蓋の部分振動が複雑であり，マスキング雑音の効果が判然としないからである．なお，被検者によっては 250 Hz でも振動感で応答することがある．右耳の骨導聴力閾値は" ["，左耳の骨導聴力閾値は"] "，で表示する．各周波数の骨導閾値を線で結ぶことはしない．

骨導受話器での音の強さの両耳間減衰は 10 dB 以下なので，非検査耳に必ずマスキングを行う．骨導受話器は通常前額部の中央か測定耳側の乳様突起部に装着するが，これらの部位の軟部組織の状態や骨導受話器の当て方による頭蓋振動の差など，蝸牛の振動に差を生じる諸因子があるため，骨導聴力測定では 15 dB までの誤差は許容される．

オージオメータの最大出力でも反応がないときは，**スケールアウト**（scale out）といい，それぞれの表示印に↓を付記し，表示印間は線で結ばない（図 8.4）．

気導聴力のみ低下し骨導聴力が正常な難聴は，中耳伝音機構の障害によるもので伝音難聴という．一方，気導聴力・骨導聴力が同等に低下している場合は，難聴の原因は内耳や聴覚中枢路の障害による．これを感音難聴という．感音難聴では，閾値の低下に加えて周波数分析能力も劣化している．500 Hz，1 000 Hz，2 000 Hz の平均聴力（一般に 500 Hz の閾値＋2×1 000 Hz の閾値＋2 000 Hz の閾値÷4 の値で示される）が 70 dB HL より低下している場合は，語音を増幅しても「聞き分け」は悪く，したがって，補聴器は有効ではない．なお，老人難聴を除いて，感音難聴のほぼすべては蝸牛障害である．

老人難聴は，内耳・聴覚中枢路・大脳の聴覚領の障害を合わせもった感音難

聴である。若年から壮年の蝸牛性難聴者にくらべて語音の判定能力が低下しているので，平均聴力が 60 dB HL でも補聴器が有効でないことがある。このため老人難聴への対応は，補聴のみでなく社会や話者の態度が重要であるが，これに対するわが国の状況は北米・ヨーロッパの諸外国にくらべ遅れている。急速に高齢化社会となったわが国では，官民一体となって早めに対応を考慮する必要がある。

　生まれながらにして耳の聞こえない先天聾も感音難聴である。先天聾乳児は，音声言語の聞き分け能力がきわめて貧弱なので，補聴器では音声言語を覚えられない。また口の形や顔の表情から相手の話を聴き取る読話（口話ともいう）でも会話習得は無理である。現状では，先天聾乳児が会話を覚え普通幼稚園や普通小学校に入園・入学できる唯一の手段は，早期すなわち1〜3才に人工内耳を装用し，音声言語習得訓練を適切に行うことである。

　わが国では，1994年以降人工内耳は保険適用となっている。しかし，1才台に耳鼻咽喉科を訪れる親は少なく，また幼児の人工内耳装着手術に遅疑逡巡したり，効果に危惧をもつ親が少なからずいる。一方，人工内耳装用児に適切な音声言語習得訓練まで行っている施設数も十分とはいえない。補聴器＋読話，つまり視覚・聴覚併用による言語訓練を行っている聾学校の言語訓練と，アイウエオの母音はもちろん，破裂音，摩擦音など聴き分けの難しい子音（/p, s, t, k/ など）を聞き取れる人工内耳装用幼児の聴覚を主とする言語習得訓練とはまったく異なる。

　諸外国では，人工内耳装用幼児の言語習得訓練施設を積極的に設置を推進し，施設自体の充実を計っている。しかし，日本では官（厚生労働省）民（日本耳鼻咽喉科学会）ともに推進意欲に乏しく，特に日本耳鼻咽喉科学会による人工内耳のプロパガンダは不十分である。これでは人工内耳が十分生かされない。先天聾乳幼児は，3才台までの人工内耳装着と適切な音声言語習得訓練を受ければ，普通小学校で教育を受ける音声言語力をもてる。そして一人前の社会人に成長する。アメリカでは先天聾を一生税金で扶養するより税金を納める人に育てるのが，長い目で見て社会の負担が少ないとの意見が一般的になりつ

つある。

　混合難聴とは，気導聴力も骨導聴力も低下しているが，骨導聴力の低下度が気導聴力に比して軽度である難聴をいう。これは，外・中耳の障害に加えて内耳（まれに聴覚中枢路）も損傷していることを示す。現代の医療では，外・中耳の障害，内耳損傷ともに対応が可能である。しかし，日本では補聴器については1974年，1996年に，人工内耳については1996年に，一般向けの解説書が発刊されているにもかかわらず，対処・普及ともに十分ではない。

8.3.2　聴　力　図

　聴力図のデシベルはdB HLで表現され，工学系で用いられているdB SPLと異なっている。このdB HLの基準音圧レベルは，ISO（1964）に準拠した日本工業規格のJIS T 1201-1982に基づいており，わが国では**ヒヤリングレベル**（hearing level）とか聴こえのレベルと記載される。これはJIS T 1201-1982が若年者の正常聴力閾値を0 dBとした規格で，臨床的に便利だからである。また，この数値はオージオメータの音圧調整のダイヤル数字でもあり，検査者に便利なものである。しかし，耳鼻咽喉科関係では，単にdBまたはデシベルと記されることが多い。当然のことながら，周波数ごとに音圧（dB SPL）は異なっている。

　測定周波数の個々について記すと，ISO（1964）に則って規定された米国の0 dB HLは，125 Hzで45.5 dB SPL，250 Hzで24.5 dB SPL，500 Hzで11.0 dB SPL，1 000 Hzで6.5 dB SPL，2 000 Hzで8.5 dB SPL，4 000 Hzで9.0 dB SPL，8 000 Hzで9.5 dB SPLである（フランス，ドイツ，イギリスなど国によってわずかな違いあり）。

　表8.2に，0 dB HLの音圧レベル（SPL）を各周波数ごとに記載した。なお，この表の基準値において，選定が規定されている受話器の型式も記入しておいた。

78   8. 種々の聴力検査とそれらの意義

表8.2　0 dB HL の音圧レベル（SPL）[1]

周波数	Reference equivalent threshold sound pressure levels relative to $2\times10^{-5}\mathrm{N/m^2}$ ($2\times10^{-4}\mathrm{dyn/cm^2}$)									
Hz	dB									
125	48.5	47.5	51.0	45.5	54.0	44.0	44.0	46.5	46.5	51.0	45.0
250	28.0	28.5	30.5	24.5	32.0	25.0	25.0	26.0	26.0	28.5	25.5
500	12.0	14.5	13.5	11.0	14.0	11.5	11.0	10.5	11.0	10.0	11.5
1 000	6.5	8.0	6.5	6.5	8.0	6.5	5.0	5.0	7.0	6.0	7.0
1 500		7.5	7.0	6.5	8.0	5.5		5.0	7.0	6.5	6.5
2 000	6.0	8.0	7.5	8.5	9.5	7.5	8.5	7.5	9.0	6.5	9.0
3 000	8.0	6.0	8.0	7.5	10.0	8.0		6.5	10.0	9.0	10.0
4 000	3.5	5.5	10.5	9.0	11.0	9.0	13.0	13.0	13.5	9.0	9.5
6 000	14.5	8.0	13.5	8.0	17.5	17.0		11.0	8.5	18.5	15.5
8 000	12.0	14.5	20.5	9.5	12.5	13.0	9.0	13.0	11.0	14.0	13.0
受話器の型式	Audio 15	Beyer DT 48	STC 4026 A	WE 705-A	TD 6	Permoflux PDR 3 MX 41 /AR Cushion	Permoflux PDR 1 Maico 'Doughnut' Cushion	Permoflux PD R 1 ADC Case	Permoflux PD R 1 MX 41/AR Cushion	Permoflux PD R 10 MX 41/AR Cushion	Telephonics TDH-39 MX 41 /AR Cushion

・受話器の型式において日本では TDH 39 を用いている施設が多い。

8.3.3 マスキング

　気導聴力検査のとき，片耳に当てたイヤホンからの音は，約 50 dB 減衰して他耳に伝わる。この減衰を両耳間減衰量という。刺激音の強さが 50 dB 前後以上になると，片耳に装着したイヤホンからの音エネルギーで頭蓋骨全体が振動し，この振動で非検査耳の蝸牛も興奮を起す。両耳間減衰量を超えた強い刺激音で検査耳の聴力を測定するときは，非検査耳に雑音を与え非検査耳による反応を抑える操作が必要となる。すなわち，50 dB HL 以上の検査音刺激を与える場合には，**白色雑音**（white noise）・**ピンクノイズ**（pink noise）を非検査耳に聞かせて，非検査耳の蝸牛振動による応答を除く。この操作をマスキングという。マスキングに使用する白色雑音・ピンクノイズをマスキング雑音という。

　非検査耳の聴こえがよく正常聴力か軽度難聴の場合，マスキング雑音の強さは，オージオメータ目盛りで 50 dB とすればよい。検査耳が中等度以上の難聴

で，マスキングをする非検査耳が正常聴力と推定されるときは，マスキング雑音の強さをオージオメータ目盛りの 80 dB で与え，その後にマスキング雑音の強さを少しづつ減少して検査耳の聴力を測り，マスキング雑音の強さに関係なく一定した閾値を妥当な聴力と決める。両耳間の閾値差がきわめて大きいときは（約 50 dB 以上），非検査耳のマスキング雑音の強さを大きくせねばならず，マスキング雑音が検査耳の閾値に影響を与え，マスキング不能すなわち閾値測定不能である。

骨伝導の測定時では両耳間減衰量がわずか 5 〜 10 dB に過ぎないので，非検査耳にマスキングを必ず行う。ただし現実には，例えば左右差の大きい感音難聴では，適切なマスキングができないこともある。これは両耳間減衰量がせいぜい 5 〜 10 dB とわずかなため，マスキング雑音が骨導聴力測定耳の聴覚閾値を高めてしまうからである。

なお，気導閾値については 5 dB，骨導閾値については 15 dB の誤差は許容されている。これは，気導閾値時に被検者の閾値応答に多少の差が見られること，骨導閾値測定では骨導受話器の装着法で頭蓋骨振動の様相に差が生じることによる。

純音聴力検査の結果の表示には，前述のように ISO による表示法があるが，日本では聴力図について横軸のオクターブ周波数間隔が縦軸の 20 dB HL 間隔に等しくするという規約がある。

8.3.4 種々の難聴と純音聴力図

1) 慢性騒音難聴 … 初期の慢性騒音難聴の純音聴力図は，4 000 Hz 近辺の閾値が軽度ないし中程度に低下している。これを C^5-dip という。このような聴力図を見れば，慢性騒音難聴と診断してほぼ間違いない。

慢性騒音難聴は，80 dB SPL またはそれ以上の騒音下で 1 日 7 時間以上の作業を行い，これを 10 〜 15 年続けると，約 1 割以上の勤務者に発症する。このような環境にながくいると，高音低下型や全周波数低下の純音聴力図を示し，後期や末期の慢性騒音難聴となる。かつては，リベット打ち，鉱山での削

岩機使用，印刷工場など労働環境が劣悪であったので，職業性難聴と呼ばれた。最近，工法の改良とともに労働環境が改善され，職業性難聴の発症はきわめてまれとなった。例えば，慢性騒音難聴の発症率の高かった製缶工場，鉱山，金属加工などは，ロボット化，遠隔操作が大幅に採用され，従事者が直接騒音に曝されることはなくなった。また印刷工場でも，印刷機自体がインクジェットプリンタとなって，ほとんど騒音を生じない。

医療面でも，職業性難聴ではなく慢性騒音難聴との診断名が多くなっている。これについて Hinchcliffe は C^5-dip 型の聴力図のみで職業性難聴と診断すべきでなく，勤続環境，勤続年数，生活状況などを必ず尋ねる必要があると述べている。なお，職業性難聴は必ずしも慢性騒音難聴と同義ではない。例えば，発破による急性の騒音難聴は職業性難聴であるが，慢性騒音難聴の特徴である C^5-dip を示さない。

現在では，職場の騒音よりディスコティックで引き起こされる，いわゆるディスコ難聴が問題となっている。この難聴は，慢性騒音難聴と急性騒音難聴（後述）が混在したものであり，さまざまな型の聴力損失を招く。ただし，多くは急性騒音難聴の症状を呈する。ディスコ難聴は内耳障害による難聴であり，多くの場合聴力回復は望めない。したがって，長時間ディスコティックで過ごさないことが予防法として肝要である。

前述の慢性騒音難聴の初期は，4 000 Hz 近辺の閾値が軽度ないし中程度に低下している。これと異なって，発破とか爆発による強大音響，あるいは急激な気圧変動による急性騒音難聴がある。これは有毛細胞が 100 dB SPL 以上の騒音に短時間暴露されて生じるが，この有毛細胞障害には個人差が大きい。このため，この難聴はさまざまな型の聴力図を呈する。これも近年は環境改善により発生頻度が低くなり，あまり問題とならない。

以上のように音響外傷による感音難聴以外に，下記にのべるように内耳有毛細胞の変性によるさまざまな感音難聴がある。

  2) 突発難聴 … 突発的に，すなわち数時間以内に多くは一側耳に難聴をきたす疾患を突発難聴という。原因は不明であるが，ストレスの多い中年に

多く発症するところから，ストレスによる自律神経異常や蝸牛の血流循環不全が原因と推定されている。
3) 風疹ウイルス … 母親の感染で，胎児が全聾として出生する。妊娠3箇月以内に母親が風疹に罹患した場合に多く発生する。妊娠3箇月以内の胎児の内耳障害が原因とされている。
4) 流行性耳下腺炎 … 幼児に一側性の高度難聴や聾を生じる。男児の発症率が女児よりやや多い。無精子症を伴なうことが多い。
5) 妊娠・出産を契機として，母親に発症する感音難聴 … 例数はわずかであるが，原因は不明である。おそらくホルモン異常で生じると推定されている。

　これらの感音難聴の発症機転は前記に述べたように不明である。多くの感音難聴の原因も不明であるが，内耳障害がきわめて多い。聴器は前庭器にくらべ系統発生的に新しいが，それだけに脆弱と考えられる。
　感音難聴では，低周波数での聴力閾値は比較的保たれ，周波数が高くなるにつれて閾値が順次低下している聴力図が多くみられる。このため，母音の聞き分けはよいが子音，特にカ行，サ行，タ行の聞き取りが劣る。この徴候は特に高齢者によく見られるもので，老人難聴の一特徴でもある。高齢化社会となりつつあるわが国では，前にも述べたが，老人難聴への対策は対人関係，社会の取り組みも含めて重要である。そこで老人難聴について一章を設けて記述することにした。15章を参考にされたい。

8.3.5　語音聴力検査とその意義

　語音聴力検査とは，いろいろな強さの言語を被験者に聴かせて返答させ正答率を求める検査で，被験者の聞き分け能力を調べる検査である。欧米諸国の聴覚検査士は，VUメータで音圧をチェックしながら自身の肉声で検査している。この検査に用いる音声言語は単語・短文の表であり，言語の聴覚的理解に重要な役割をもつストレス（強勢），イントネーション（抑揚）などの超分節要素をも含む。さらに話された言語には構音結合（調音結合）がある。構音結

合とは，文や単語の発声の場合，ある発音の構音が前後の音節の影響によって変化し，1音節づつの発音との差異を生じることをいう。欧米諸国では，規範となっている単語・短文には，ストレス，イントネーション，構音結合が均等に分散されている。これらを考慮すると，聴覚検査士が単語，文を読み上げて検査するのは，語音聴力検査として目的に叶っている。

　わが国では，放送関係のアナウンサーにより1音節ずつランダムに発音されたアイウエオ50音，数字，少数の短文を録音し，原音盤としている。そして，複製された音盤または磁気テープを使用して検査するが，一音節語音を用いる場合が多い。すなわち，単語や文の聞き取り検査はほとんど使用されない。この方式ではストレス，イントネーション，構音結合が無視されているので，語音聴力検査として不適切である。

　上記の聞き取り検査法に関連して以下の事実を述べる。わが国では，口形を見せながら一音節ずつ聴かせ，一音節発音を主体とした言語訓練法が，先天聾児にまだ行われている。周知のように，この方法では音声言語による会話の習得はできない。会話時の音声言語には，ストレス，イントネーション，構音結合などの発声要素，統語（文法），語彙などの聴取要素が必須だからである。

　とにかく，一音節語音による語音聴力検査は，言語の聞き取り検査として不十分である。これが日本の語音聴力検査の特異点である。この特異点は，同音異義語がきわめて多いことから明らかなように，日本人の言語音声に対する無頓着と文字の重視によるものであろう。例えば，私達は「コーセイ」という言葉を聞いたとき，文の前後関係から校正，更生，後世，公正，構成などの意味，もしくは文字を浮かべて正しく処理している。このため，日常生活で意味の違う語を同じ発音でいったり聞いたりすることに違和感を感じない。このような同音異義語は外国語ではきわめて少ない。例えば，英語で筆者がすぐ思い浮かべられるのは，nightとknight，peaceとpiece，knewとnewぐらいである。繰り返しになるが日本語でも，先述のように，話し言葉ではストレス，イントネーション，構音結合などの発声要素は必須である。

　ともかく，語音聴力検査で得られた正答率を聴取明瞭度といい，言語の大き

さと聴取明瞭度の関係を示した図を語音明瞭度曲線という。語音明瞭度曲線の最高値を語音弁別能力，また50％の聴取明瞭度に達した語音の強さのレベルを語音聴取閾値という（図8.2）。最高聴取明瞭度が70％以上であれば会話に不自由はないが，30％以下では会話できない。なお，言語のいかんを問わず，言葉の剰余度は意外に大きく，一般に音声言語の内容が50～75％以上正しく伝達されれば，その意味は100％理解されるといわれている。

8.3.6 語音聴力検査と純音聴力検査との関係

いま，500，1 000，2 000 Hz での聴力閾値をそれぞれ a〔dB HL〕，b〔dB HL〕，c〔dB HL〕とすると，$(a + 2b + c) \div 4$ を平均聴力レベル（四分法）という。この値は，音声言語の聞き取りとの関連が強い。具体的には，平均聴力レベル（四分法）が30～60 dB HL では小声が聞きにくく，十五人以上の会議で困難を覚える。60～70 dB HL では1 m 離れて普通の会話音が聞き取れないことが多い。70～90 dB HL では大声が聞き取れず，補聴器も無効である。90 dB HL 以上では大声でもまったく聞き取れず，補聴器はまったく役に立たない。ちなみに普通の音声の大きさは，1 m 離れた部位で60～75 dB HL である。

8.3.7 特殊な聴力検査

このほか，難聴の諸特性を知る最近の特殊な聴力検査として，**音響による体動反射による聴力検査，インピーダンス聴力検査**，聴性脳幹反応，**条件詮索反応聴力検査** (conditioned orientation response audiometry, **COR**)，**ひずみ成分耳音響放射による蝸牛機能検査** (cochear function test by distortion product oto-acoustic emission (**DPOAE**)) などがある。

インピーダンス聴力検査は中耳腔の病変とその程度を知るために，聴性脳幹反応聴力検査は乳幼児の聴力検査ならびに脳幹障害・脳死の判定に，条件詮索反応聴力検査は乳幼児の聴力測定に，ひずみ成分耳音響放射測定は蝸牛の周波数弁別能の検査に使用される。これらは，後に記載する。

ともあれ，以上の特殊な聴力検査によって，先天聾，高度・重度難聴の乳幼児の検討が精密に施行されるようになり，その対策も人工内耳の開発によって可能となった。また日本は高齢化社会となっているが，聴性脳幹反応，DPOAE の特殊検査に加え，調整が適切にできる高性能のデジタル補聴器が 1995 年から出回ってきている。したがって，老人難聴への対応はよくなっているはずである。しかし，わが国では，老人難聴はもちろん先天聾，高度・重度難聴の乳幼児への対応は，他の文明諸国に比べて遅れている。

このため，後に 12〜14 章にかけて，乳児の言語発達，先天聾，高度・重度難聴の乳幼児の言語習得とその方法，そして老人難聴について詳記することとした。

現在，乳幼児やきわめて高齢の方に実施されている種々の反射反応による聴覚検査については，9 章において述べる。

引用・参考文献

1) 切替一郎 他著：聴覚検査法 第 2 版，医学書院（1964）

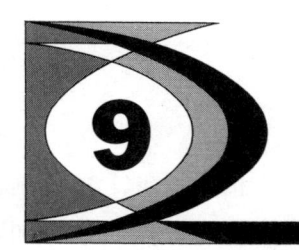

9 音に対する他覚的反応による聴力検査

9.1 はじめに

　通常の聴力検査では，検査者がさまざまな音刺激を与え，これに対する被検者の応答から難聴の程度や特徴などを調べる．このため，応答に信頼のおけない乳幼児，詐聴，意識混濁患者などには実施不能な検査である．

　しかし，1930年代から音に対する身体反射，例えばMoro反射（上肢の外転と伸展，下肢の外転と屈曲，手指の開大など物を抱くような運動），驚愕反射（身体のピクツキのように純反射的体動から苛立つ，泣き出すなどの情緒反応まであるが，聴力検査ではピクツキ・瞬目・四肢の攣縮など，情緒の伴わない驚愕反射を指標とする）などを「聞こえた目安」とした検査がなされるようになった．これらの多くは定性的なテストであり，聴こえの閾値を測定するのでなく，単に「聞こえる，聞こえない」を調べるにすぎない．そこで，現在では定量的聴力検査として条件詮索反射または脳波の加算誘発反応を指標とした聴力検査が主に実施されている．

　以下に乳幼児に対する定量的検査法を記載する．

9.1.1 条件詮索反射聴力検査

　幼児では，誘発反応が比較的容易に形成されるので，音源方向を見る誘発反応付けを行い，聴力を測る検査が1960年に実施された．これを**条件詮索反射聴力検査**または**条件詮索反応聴力検査**（conditioned orientation reflex audiometry, **COR**) という。検査閾値に信頼性があり，また再現性も高いので，現在でも幼児の聴力検査に頻用されている。

9.1.2 加算誘発反応聴力検査

エレクトロニクスの発達に伴い，電子加算器による加算法を用いて，音刺激に対する脳波上の反応が記録でき，聴力検査に応用されるようになった。加算法の原理は以下のごとくである。すなわち，通常では脳波の「ゆらぎ」の振幅が大きく音に対する脳波の変動は微小であるので，音に対する反応として見分けられない。しかし，音刺激時点を基準にして脳波を N 回加算すると，音に反応した電位変動の振幅は N 倍に増加するが，反応でないランダムな変動は $\sqrt{N}$ 倍しか増加しない。したがって，音に対する脳波の変動は $N \div \sqrt{N} = \sqrt{N}$ 倍に増大し，判別が容易となる。このようにして得られた脳波上の反応を加算脳波誘発反応あるいは単に加算反応という。

加算脳波誘発反応には

1) 大脳の脳波反応を加算した**頭頂部緩反応**（slow vertex response, **SVR**）
2) 聴こえ感覚による心理変化が加味された**事象関連電位**（event related potential, **ERP**）
3) 脳幹の反応を加算した聴性脳幹反応
4) 蝸牛からの電位を加算記録した**蝸電図**（electrocochleography, **ECochG**）

など，多種類の反応がある。

また外耳道 → 中耳 → 蝸牛内振動という音の入力経路の反対経路，すなわち蝸牛内振動 → 中耳を介した鼓膜振動による外耳道内の空気振動を加算記録した**耳音響放射**（oto-acoustic emission, **OAE**）も外耳道・中耳の異常を見出す検査として利用される。

現在，臨床応用での主体は，聴性脳幹反応，耳音響放射である。聴性脳幹反応は乳児にも実施可能であるが，睡眠下で行うため結果に変異があり，正常，軽度難聴，中等度難聴，重度ないしは聾を弁別するいわば半定性的検査となら

ざるを得ない。

　音響反射あるいは音響反応を利用した聴力測定法を以下に述べる。ただし聴性脳幹反応と耳音響放射については，それぞれ 10，11 章で述べる。

9.2　音響による耳内筋反射を応用した聴力検査（インピーダンス・オージオメトリーを含む）

　耳内筋反射から聴こえの有無を推定することは，耳内筋反射による鼓膜の動きに基づくインピーダンス変化の測定で可能である。そこで，臨床検査用の鼓膜のインピーダンス変化測定機器が開発された。ただし，鼓膜のインピーダンスの測定は，耳内筋の音響性反射収縮閾値が高いので，最小可聴閾値決定より，むしろ中耳伝音系障害，すなわち耳小骨の異常，中耳腔粘膜の異常の鑑別診断に使われる。本節では耳内筋反射収縮，外耳道からみた鼓膜のインピーダンス測定法について述べる。

9.2.1　耳内筋反射について

　二つの耳内筋は，16 世紀にその存在が認められていた。すなわち，Eustachius は鼓膜張筋について，Varolius はアブミ骨筋について，それぞれ報告している。しかし，この二つの筋が大きな音響刺激によって反射性収縮を起こすことがわかったのは，3 世紀を経た後である。すなわち 19 世紀後半から 20 世紀初頭に，Hensen が鼓膜張筋の音響性反射収縮を記載し，また Pollak が鼓膜張筋の音響性反射収縮は両側性に生じ，その強さは音の大小に依存することを発表した。なお，アブミ骨筋については，Kato が動物実験で，そしてヒトにおいては Lüsher が筋収縮の観察に成功し，これも両側性であることを確めた。実際に中耳の音響インピーダンスが測定されたのは 1960 年台後半からであり，測定法が集大成されて公表されたのは 1976 年である。なお鼓膜の音響インピーダンスが測定されたのは，1971 年である。

9.2.2　耳内筋反射の意義

両筋の反射収縮によって，鼓膜より蝸牛に伝えられる音響振動の強さが減弱するが，この減弱作用は

1) ヒトでは著しくなく，たかだか 5 dB にすぎない
2) 反射収縮の潜時は約 3 〜 5 ms と長い。この潜時は内耳に入った音響エネルギーが内耳障害を引き起こすのに十分である
3) 持続音で刺激した場合，反射は 1 秒後より次第に弛緩しはじめる。刺激音が短時間内に反復するときは，はじめの 2〜3 回は反射収縮が最大であるが，次第に順応が起こって反射収縮は弱まってゆく

という特徴がある。

この事実から，耳内筋反射収縮は内耳の保護作用に有効なものではない。また耳内筋は，系統発生学的にみて魚類の顎筋であり，もともと内耳の保護作用のために発生したものではない。

この耳内筋収縮は音響刺激だけで起こるものではなく，外耳道皮膚刺激や眼球や外耳道への空気の吹きつけなどでも引き起こされる。ただし，このときの収縮は，音響性反射収縮とは異なった機構によると考えられており，潜時も長い。さらに，発声の直前にも収縮することが報告されている。

9.2.3　耳内筋反射収縮の神経経路

耳内筋反射収縮の神経経路（反射弓という）は，蝸牛神経核から上オリーブ複合体を経て顔面神経と三叉神経に繋がる経路で構成されている。すなわち反射弓の求心路は，蝸牛神経からの神経路は橋（間脳と延髄の間の中枢神経）にある蝸牛神経背側核・腹側核に至る。蝸牛神経腹側核から新しい神経路が出て反対側に交叉し，反対側の背側核からの線維とともに台形体核に入る。台形体核はさまざまな脳神経核と連絡をもった核で，ここから出た聴覚神経路の一部は顔面神経核と三叉神経核に入る。そして顔面神経核，三叉神経核からの神経線維は反射弓の遠心線維として，前者はアブミ骨筋に，後者は鼓膜張筋に達する（図 9.1）。

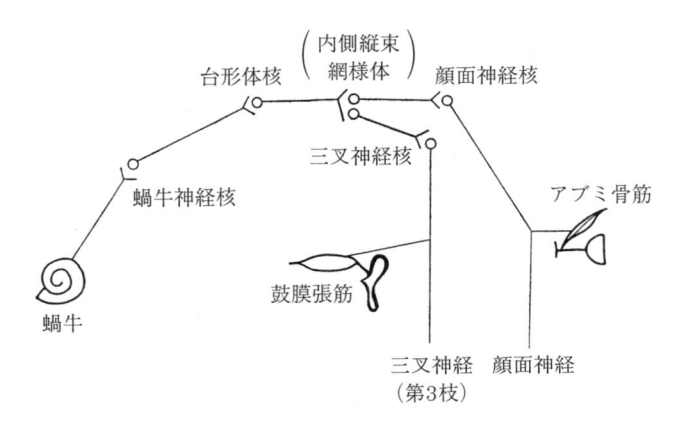

図 9.1 耳内筋反射の反射弓[1]（（　）内は推定されている径路である）

9.2.4　耳内筋収縮による音響インピーダンス変化の聴力検査への応用

耳内筋の収縮を直接に記録する方法として，光学的あるいは筋電図学的な方法がある。これらは鼓膜をはがしたり，鼓膜をはがしたのち耳小骨筋に針電極を刺すなどの操作（医学では外科的侵襲という）を必要とするので，臨床検査として高度の技術を駆使せねばならず，広く普及するには適切でない。

これらの事柄から
1) 耳内筋収縮による鼓膜の変位を記録する方法
2) 外耳道を気密に保ち鼓膜の変位による外耳道内圧の変化を測定する方法
3) 外耳道内圧の変化に対する鼓膜の変位（中耳腔の音響インピーダンス変化異常を示す）による外耳道の音響インピーダンスの変化を測定する方法

などが考案された。

これらのうち，外耳道の音響インピーダンス変化の測定は，鼓膜の膨隆・陥凹，鼓膜の振動しやすさ（中耳腔への液体貯留で鼓膜振動が抑圧される→浸出性中耳炎，中耳腔の陰圧のため鼓膜が陥凹して振動の抑制が起こる→耳管狭窄症）など，中耳腔の病態を明らかに示すので，現在では耳内筋収縮による外耳道の音響インピーダンス変化測定が，主に臨床検査に用いられる。

9.2.5 鼓膜音響インピーダンスの静的(絶対値)測定と動的(相対値)測定

測定外耳道からみた鼓膜の音響インピーダンス（以下単に鼓膜のインピーダンスと略記する）測定は，実用上の点から

1) 静的すなわち絶対値測定
2) 動的すなわち鼓膜の緊張変化による鼓膜音響インピーダンスの変化，いうなれば相対値測定

とに2分できる。

1)は通常の状態にある鼓膜の音響インピーダンスを実測し，その結果を物理的単位で表現する。通常 Zwislocki 型機械的音響ブリッジ（図9.6）を用いて測定するが，操作がやや煩雑なのが難点である。現在では Madsen 型電気音響ブリッジ（図9.7）の使用が多い。音響インピーダンスの絶対値は，単に音響インピーダンスを知るのみならず，値の大小によって鼓膜の柔軟性，中耳腔の音響抵抗，耳小骨連鎖の硬化や離断など，中耳伝音機構の鑑別診断が可能である。

2)は音響インピーダンスの変化分を測定するもので，この測定には Madsen 型電気音響ブリッジが使用される。これによる測定図から耳内筋収縮による鼓膜の位置変化・中耳伝音系の特性変化が示される。また，外耳道の気圧変化による音響インピーダンスの変化分を相対値として表現することもできる。もちろん音響インピーダンスを絶対値で表現することもできる。この場合には静的測定値と同じ物理量で表現され，静的特性，動的特性の両者を知ることができる利点がある。音響インピーダンスの測定法については，次節の聴器の音響インピーダンスに詳説する。

なお，動的特性は耳内筋の反射収縮と耳管の開閉によって規定される。また，耳内筋の反射収縮は前述の反射弓を介するので，中耳疾患以外に蝸牛，内耳神経，三叉神経，顔面神経などの異常によっても病的となる。

音響刺激以外，例えば外耳道皮膚刺激や空気の吹きつけ刺激による耳内筋収縮の測定を併用して，伝音障害の有無，顔面神経麻痺の原因部位診断（病変が顔面神経核より中枢側か末梢側かどうか），三叉神経痛の障害部位の鑑別診断

9.2.6 ティンパノメトリー

ティンパノメトリー（tympanometry）とは，外耳道圧を段階的に変化させ，そのときの鼓膜の音響インピーダンスを測定するものである。ティンパノメトリーはMadsen型電気音響ブリッジに外耳道圧変化用の空気ポンプを装置し，外耳道空気圧を＋200〜−200 mm水柱に加圧しながら，同側耳の220 Hzの刺激純音に対するインピーダンス値を連続的に記録する。この記録図をティンパノグラムという。Jergerは図9.2のType A，Type B，Type C，に示したように，ティンパノグラムを分類した。この分類は標準として採用されている。

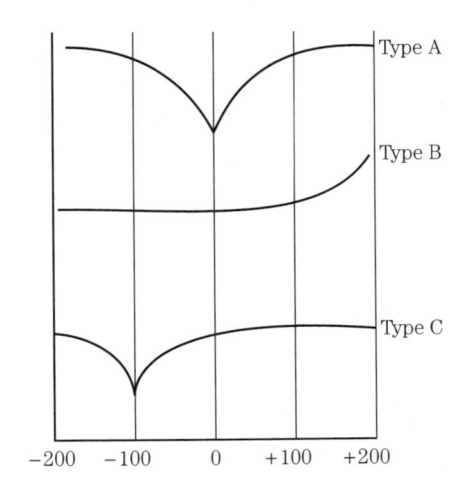

図9.2 ティンパノメトリー曲線の三つの型[1]

ティンパノグラムにより，中耳腔内圧の異常，例えば耳管狭窄による中耳腔陰圧や浸出液の鼓室内貯留が客観的に診断できる。また耳管についても狭窄や開放など，機能異常の推定が可能である。最近は機器の進歩により，短時間で検査が終了するので，幼児の耳管機能の異常や浸出性中耳炎の診断に広く応用されている。

9.3 聴器の音響インピーダンス

音響インピーダンスは，音圧を容積速度で除した数で表現される。音響インピーダンスはこのように規定されるので，機械的インピーダンスを測定された系の断面積の自乗で除したものに等しい。通常単位は**音響オーム**（acoustic ohm）が使用され，ベクトル量である。

聴器の音響インピーダンスとしては，図 9.3 のように外耳道の音響インピーダンス，鼓膜の音響インピーダンス，鼓室の音響インピーダンス，耳小骨，前庭窓，蝸牛窓，内耳液などのインピーダンスが含まれる。しかし，聴器の音響インピーダンスを実際に外耳道から測定する場合，これらを分離して測定することは不可能であり，鼓膜より内側の諸構造のインピーダンスは鼓膜インピーダンスに含まれてしまう。したがって，外耳道に挿入した器具によって測定されたインピーダンス値は，鼓膜と測定器具の間の外耳道音響インピーダンスと中耳インピーダンスとに2大別される。

外耳道の音響インピーダンスに関する因子は，外耳道空気の容積によるコン

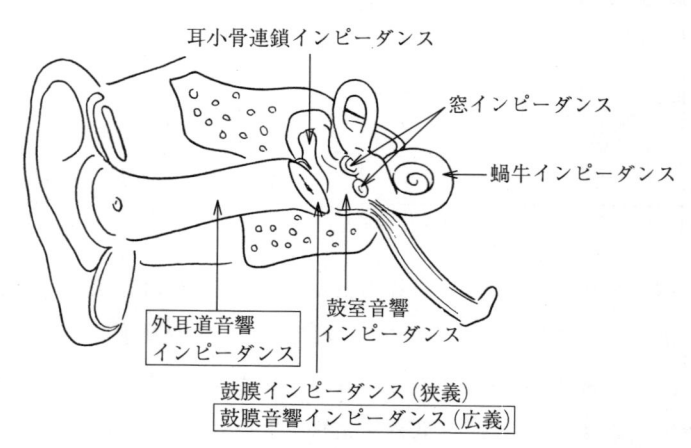

図 9.3 聴器音響インピーダンス構成因子[1]（臨床的に実際に測定できるものを枠で囲って示してある。）

9.3 聴器の音響インピーダンス

プライアンスと質量によるイナータンス，外耳道壁からのエネルギー吸収や外耳道空気粒子の摩擦などによるレジスタンスである．外耳道のコンプライアンス・イナータンスとレジスタンスの周波数別平均値を図 9.4 に掲げる．また，音響インピーダンスの個人差について図 9.5 に掲げた．この図から，インピーダンスの測定値には著しい個人差があることがわかる．ただし，周波数別による値の変化は，ほぼ似た傾向である．

中耳音響インピーダンス（本文の規定による）に関する因子を以下に述べる．コンプライアンスには，鼓膜，耳小骨筋，耳小骨靱帯，中耳腔の空気，蝸

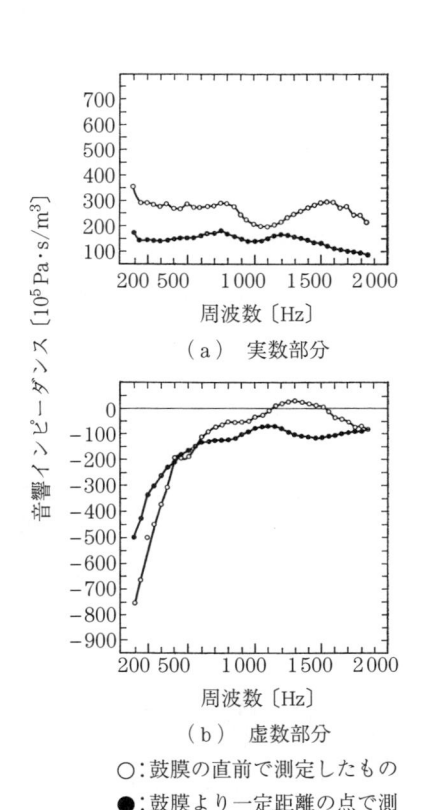

○：鼓膜の直前で測定したもの
●：鼓膜より一定距離の点で測定したもの

図 9.4 ヒトの耳の音響インピーダンス[1]

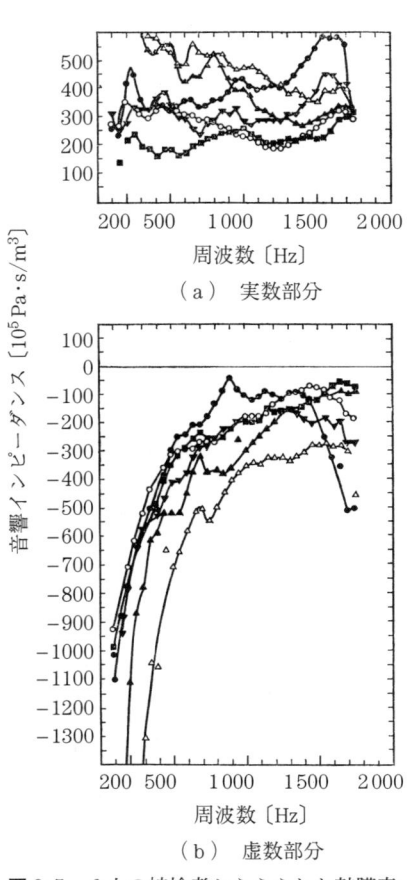

図 9.5 6人の被検者からえられた鼓膜音響インピーダンス[1]（Møller による）

牛窓，前庭窓が関係する．イナータンスには主として耳小骨連鎖，耳小骨筋，耳小骨靱帯が関与し，レジスタンスには蝸牛の機械的インピーダンスと耳小骨連鎖における摩擦が主因子である．蝸牛は中耳インピーダンス（本文の規定による）のほとんど全レジスタンス分を占め，逆にリアクタンス分については，きわめてわずかの影響しかない．したがって，正常な耳小骨連鎖ではレジスタンスは小さく，この系におけるエネルギー損失は，ほぼ無視できる．なお3 000 Hz 以上では，鼓膜自体のインピーダンスが中耳インピーダンスの主因子となっている．そのため，3 000 Hz 以上の振動数におけるインピーダンス測定値は耳小骨連鎖，中耳腔などの異常状態を反映するものではない．図 9.6 および図 9.7 で 2 000 Hz 近辺までしか測定していないのも，この理由からである．

9.4 音響インピーダンスの静的測定法

臨床上実用化しているのは，Zwislocki 型機械的音響ブリッジと電気音響インピーダンスブリッジである．しかし，測定の簡便さから多くの施設で電気音響インピーダンスブリッジが使用されている．

9.4.1 Zwislocki 型機械的音響ブリッジ

本書では念のため Zwislocki 型機械的音響ブリッジをも記載する．この機器は図 9.6 に示す構造をもっている．E の部分に音響発生源があり，これは等しい直径，長さの二つの管 A，B に連なっている．管 A は被検耳に密着し，管

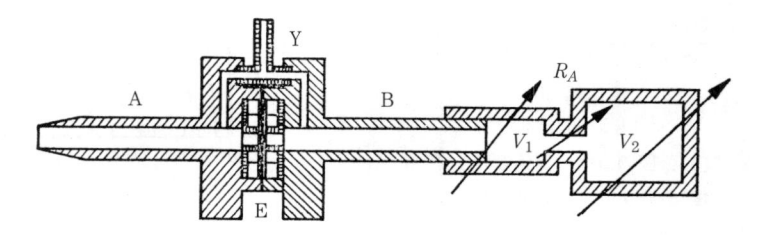

図 9.6　Zwislocki 型機械的音響ブリッジの模式図[1]

Bは可変容量の V_1 に接続する。V_1 は同じく可変容積 V_2 に細い管を通じて連結しており，管 R_A のレジスタンスは可変である。管A，Bは管Yによって，たがいに連絡しており，いわば管Yによって橋渡しされたものとなっている。

　頭部を固定した後，まず本器の尖端と鼓膜との間の空気の容積を外耳道にアルコールを注入して測る。つぎに V_1 をこの容積にセットする。Eを純音発振器に接続し，外耳道が乾燥した状態で測定用の純音を導く。純音の振動数は，オクターブまたは1/2オクターブ段階で 125〜1500 Hz までが用いられる。静的インピーダンス測定のため，純音の強さは耳内筋の反射収縮域値以下とする。

　管Aの中の音は，導かれた音波と鼓膜からの反射波との合成波であり，管Yの中は管Aの音波と管Bの音波との合成波である。管Bに接続している R_A，V_2 を調節して，管A内の音波と管B内の音波とがたがいに打消し合うように（つまり同振幅，同位相）する。このとき R_A，V_2 のインピーダンスは，鼓膜・中耳腔のインピーダンスと等しく，測定されたインピーダンスは音響オームで表現されるレジスタンス R_A，等価容積で表現されるコンプライアンス V_2 で示される。それぞれの数値は検査として十分に信頼できる精度のものである。しかし，患者の外耳道が小さい場合，患者に動きがある場合には，外耳道との密着が困難で測定が難かしい。

9.4.2　Madsen型電気音響ブリッジ

　Madsen型電気音響ブリッジでは，患者の頭部を固定する必要はなく，外耳道の大きさの差異もあまり問題にならない。また外耳道気圧を変化して測定できるので，さまざまな外耳道気圧での音響インピーダンスが求められる。Madsen型電気音響ブリッジの構造模式図を述べる（図9.7）。プラスチックでできた耳栓の中には3本の細い管がある。そのうちの1本は 220 Hz の発振器にスピーカを通じて連結してある。他の1本はマイクロホンに接続している。このスピーカやマイクロホンはヘッドバンドに装着されており，そこから

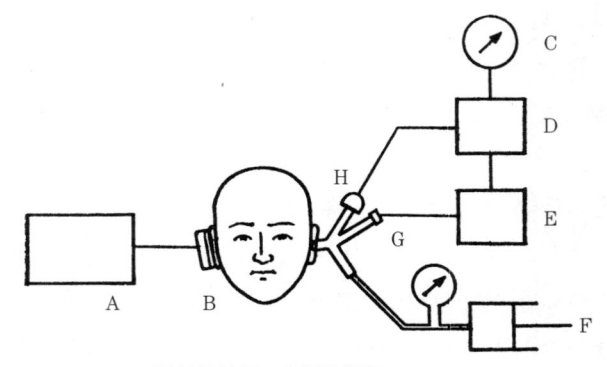

A:反射収縮用の音源発振器
B:イヤホン
C:バランスメーター
D:位相振幅調整器
E:インピーダンス測定用の音源発振器
F:外耳道加圧用ポンプ
G:小型スピーカ
H:マイクロホン

図 9.7 Madsen 型電気音響ブリッジの構造模式図[1]

定規格のチューブで耳栓の細い管に連絡している。残りの1本の管は，圧縮ポンプに接続しており，これで外耳道の気圧を加減する。本体にはコンプライアンス制御ツマミ，感度調節ツマミ，バランスメータ，気圧制御ツマミ，マノメータがある。外耳道内に純音を導いたとき，220 Hz の音圧はコンプライアンス制御ツマミによって変化し，バランスメータが 0 の値を示したとき 95 dB SPL となるようになっている。

本機による測定では，耳栓を外耳道に密閉装着し，外耳道圧を +200 mm 水柱に加圧する。つぎに感度調節ツマミを 1 にセットし，コンプライアンス制御ツマミによってバランスメータが 0 を指示するよう調節し，このときのインピーダンスを読む（Z_1）。つぎに外耳道気圧を減圧し（0 またはマイナスになるまで）バランスメータの指針が左に最大の振れを示す点を見出し，その状態でコンプライアンス制御ツマミを操作しバランスメータが 0 になるように調節する。このときのインピーダンスを Z_2 とする。中耳の音響インピーダンス（本文での規定）は $\dfrac{Z_1 Z_2}{Z_1 - Z_2}$ で表される。

ティンパノメトリーの測定には，外耳道の気圧を＋200〜－200 daPa と連続的に変えて音響インピーダンスを測定する。この測定のことをティンパノメトリーといい，結果を図示したものをティンパノグラムという。図9.2はティンパノグラムの Jerger による三つの分類で，それぞれ Type A（正常タイプ），Type B（浸出液が中耳腔に貯留するタイプ），Type C（中耳腔空気圧が陰圧となるタイプ）と称される。音響インピーダンスは，個人差が大きいが（図9.5）同一個人においては測定値のバラツキはきわめて小さい。

9.5 音響インピーダンスの動的測定法

耳内筋収縮による鼓膜のインピーダンス変化を測定するものである。相対値で表現するときは，チューブと鼓膜の間の外耳道の音響インピーダンスを考慮する必要がないので測定は簡単である。音漏れや外耳道加圧の空気漏れがないよう，耳栓が外耳道に密着しているのを確認したのち，外耳道内気圧を 0 にし，コンプライアンス制御ツマミを調整してバランスメータが 0 を指示するようにする。反射側耳に与えた音響刺激によって両耳に耳内筋収縮がおこり，測定耳の鼓膜変位によってバランスメータの針が動き，外耳道・鼓膜の音響インピーダンス変化分を知ることができる。

耳内筋収縮のうち，アブミ骨筋の収縮が中耳の音響インピーダンスの変化に主たる役割をはたしていると考えられている。これは顔面神経麻痺患者では音響インピーダンス変化が見られないこと，実験的に動物の鼓膜張筋を切断しても音響インピーダンス変化が認められないことなどから，正当と推定されている。

9.6 他覚的聴力検査法としての臨床的意義

動的測定を乳幼児の他覚的聴力測定に応用する場合，耳内筋収縮閾値の年齢別推移を考慮する必要がある。耳内筋収縮は，聴力正常な乳幼児について調査

9. 音に対する他覚的反応による聴力検査

すると，1才未満ではおよそ3割にしか認められない。しかし，徐々に増加し，成人では約9割となる（**図 9.8**）。反射閾値については，1才半が最も高く2才，3才となるに従って低下する傾向がある。ただし，この傾向は3才までは認められるが，3才と成人では3～4 dBの差しかない（**図 9.9**）。閾値のバラツキは大きく，標準偏差も15～20 dBである（**図 9.10**）。

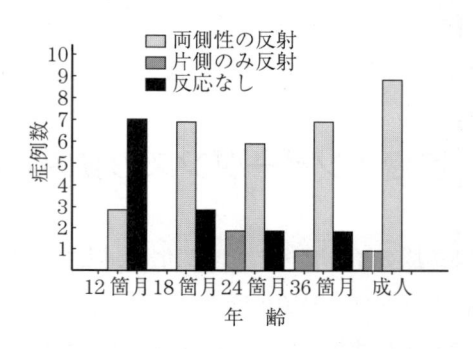

図 9.8 耳内筋収縮の出現と年齢との関係[1]

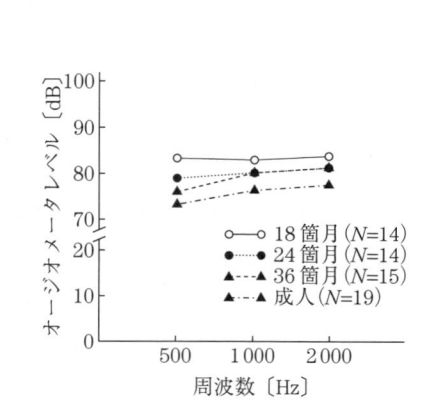

図 9.9 18箇月，24箇月，36箇月，成人の反射閾値[1]（平均値）（N：測定耳数）

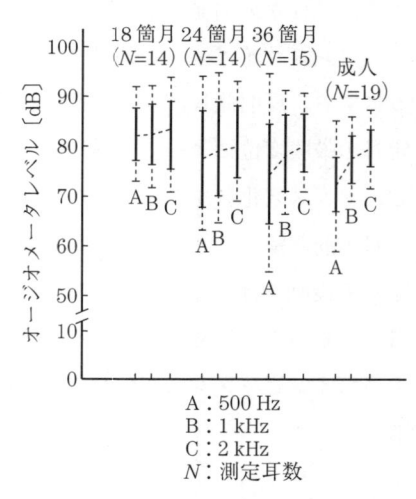

図 9.10 反射閾値のバラツキ点線は測定値の全範囲を，実線は標準偏差を示す[1]

鼓膜インピーダンスの変化から耳内筋反射をとらえ聴覚閾値を推定することは，1964年 ISO（国際標準化機構）は無効と考えられるとした。その理由は

1) 耳内筋反射閾値が高い
2) 個体間のバラツキが大きく，40 dB 近い
3) 感音難聴でリクルートメント陽性なときは，最小可聴値と反射閾値との間に一定の平行関係がない

などである。

　特に乳幼児では，成人より域値が高く，バラツキも大きいので，不利である。鼓膜インピーダンスの絶対値測定も，個体間のバラツキが大きいため，これのみでは参考資料として意義が少ない。ティンパノメトリーは型の分布による中耳腔の病的状態の診断には有効であるが，刺激音の周波数が 220 Hz と低いので，**剛性リアクタンス**（stiffness reactance）が主たる因子で，**質量リアクタンス**（mass reactance）を構成する耳小骨の状態が必ずしも明確に示されない。しかしティンパノメトリー，中耳音響インピーダンスの動的測定，反射収縮閾値測定の3種を併用することにより，難聴の鑑別診断がある程度可能となり，補助診断法となりうる。特に成人で容易にできる鑑別診断用の種々の聴力検査が，乳幼児においては必ずしも施行できないので，中耳音響インピーダンス測定の上記3種（ティンパノメトリー，中耳音響インピーダンスの動的測定，反射収縮閾値測定）を施行すれば，伝音難聴と感音難聴の区別，補充現象（リクルートメント現象）の有無の推定，さらに後に述べる**連続周波数ティンパノメトリー**（sweep-frequency tympanometry）を実施すれば耳小骨連鎖の硬化や離断の診断が可能となる。中耳音響インピーダンス測定は鼓膜や中耳の病変における有効な検査である。

　もちろん成人においても，浸出性中耳炎・伝音機構の異常・補充現象の検査法として頻用されている。また，症例によっては顔面神経麻痺や三叉神経痛の障害部位の診断法となりうる。

9.7　連続周波数ティンパノメトリー

　Madsen 型電気音響ブリッジによるティンパノメトリーは，220 Hz という

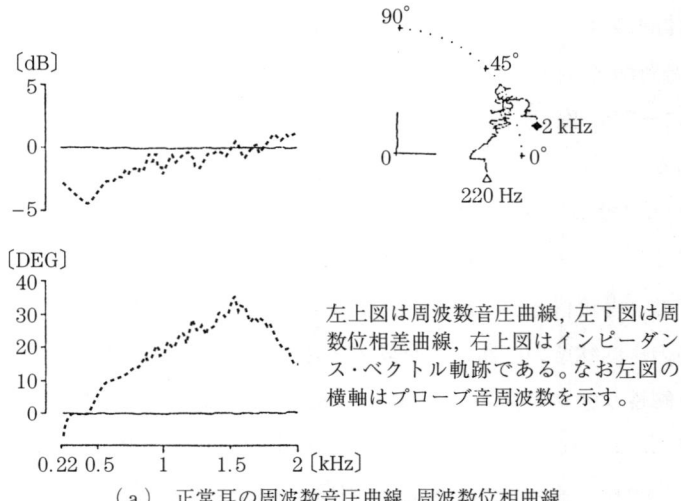

100　9. 音に対する他覚的反応による聴力検査

(a) 正常耳の周波数音圧曲線, 周波数位相曲線, インピーダンス・ベクトル軌跡

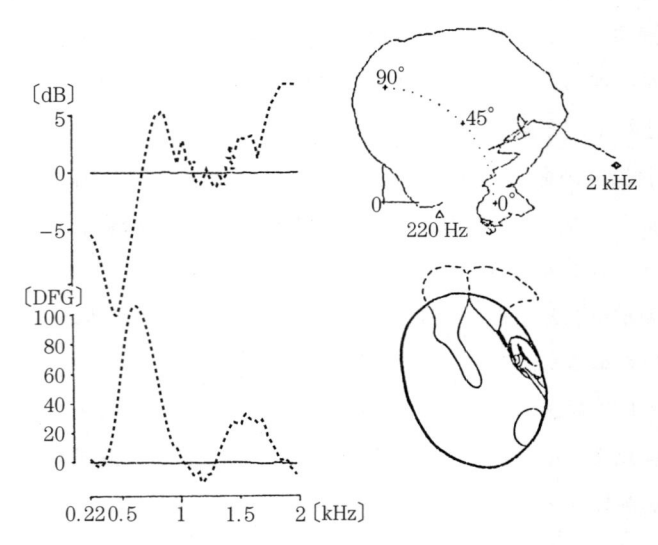

左上図は周波数音圧曲線, 左下図は周波数位相差曲線, 右上図はインピーダンス・ベクトル軌跡である。なお左図の横軸はプローブ音周波数を示す。

(b) 先天性キヌタ・アブミ関節離断症例の周波数, 音圧曲線, 周波数位相曲線, インピーダンス・ベクトル軌跡 (なお右下に手術時の鼓室所見図を示す)

図 9.11　連続周波数ティンパノメトリー[2)]

低周波音に対する中耳音響インピーダンスの測定なので，中耳伝音系では主としてスチフネスリアクタンスの変化が反映される。このためマスリアクタンス成分である耳小骨連鎖の診断には不十分な検査である。そこで，検査音の周波数を 250 ～ 2 500 Hz まで緩やかに 4 秒間かけて連続的に変化させ，音圧と位相差とをともに測定して周波数別に表示する音響インピーダンス測定法が開発され，これは連続周波数ティンパノメトリーと呼称される。連続周波数ティンパノメトリーで，周波数音圧測定における最小値と周波数位相差曲線での最高値とで，耳小骨連鎖の離断と固着が診断される。すなわち，離断では前者が正常値より小さく後者がより大きな値をとり（**図 9.11**（a）：正常耳，（b）：耳小骨連鎖離断）固着ではその逆の値を示す。本法による耳小骨連鎖の離断と固着の診断は，約 8 割の確度である。

9.8　ピクツキ反射，眼瞼反射を指標とした聴力検査

　ピクツキ反射，眼瞼反射は，いずれも体や顔の動きとして表現される音響性反射である。ただし，大脳皮質の関与が少ない反射的な動きであると規定されているものであって，情緒を伴った体や顔の運動は除かれる。参考のため，Hodgeson が呈示した乳幼児の月令・年令と音に対する反射・反応に言及する。これによると，ピクツキ反射，眼瞼反射は生後 1 箇月で減少し始め，3 箇月で音源方向に眼を動かすとか頭を向けるという動作が生じる。生後 6 箇月で，音源に対する体の動きが明確に現れる。生後 9 箇月になると，音源への体動がより迅速になり，大脳の関与がより強い反射である。また，現在ではほとんど用いられなくなったが，**しがみつき行動**（Moro 反射という）を指標にした検査法もあった。

　この章では現在よく用いられているピクツキ反射，眼瞼反射という語を用いたが，本来はピクツキ反射とか眼瞼反射などは，「目を開く」，「瞬目」，「目を動かす」，「顔を向ける」，「口を動かす」，「手足を動かす」，「運動を止める」などと，具体的に反応運動を表現すべきである。さもないと，ピクツキ反射とか

眼瞼反射などは定義が曖昧で，反射か反応かの判定に混乱が生じやすい。

上記のさまざまな動きである「目を開く」，「瞬目」，「目を動かす」，「顔を向く」などは大脳皮質下の中枢神経系の関与によるものであり，大脳皮質が発達してくるにつれて次第に発現頻度が低くなる。一般的にいって，大脳皮質連合領でのシナプス結合が出来上がる生後6箇月以降では，指標として適当でない。

9.8.1 ピクツキ反射を指標とした検査

ピクツキ反射（startle reflex, startle response）には，体全体のピクツキのような純反射的なものから，笑うとか泣きだすという情緒を伴った反応までを含む定義である。このため，この項で述べるピクツキ反射は，刺激の直後に生じる「ピクツキ」など，情緒を伴わない純反射的な反応に限ることにした。この反応は，大脳皮質の関与が少ない反射である。したがって，しがみつき行動と同じく，乳児の成長に従がい複雑な行動にとって代わられる。詳述すれば，生後3箇月までは瞬目，眼裂の狭小とともに身体をピクンとさせ，手指を痙攣させるという純反射的な反応が，月を経るとともに次第に音源へのふり向き，顔の表情の変化などにとって代わられ，生後6箇月では音源へのふり向き，顔の表情の変化などが優勢となる。

音に対する新生児（生後7日まで）の反応を調べると，音に対して最もよく見られた反応はピクツキ反射で，出現率は 80 〜 90 ％に達し，つぎに多発する反応は眼瞼反射であることが示された。これからみて，生後まもない乳児においては，「ピクツキ」が「聴こえた」という指標として実用になるものであることをしのばせる。

9.8.2 眼瞼反射を指標とした検査

眼瞼反射，すなわち音響刺激で眼瞼を閉じたり眼裂を狭くするなどが生ずることは，すでに 19 世紀に知られていた。20 世紀初頭には，正常人 100 人にこの検査を行ない 90 ％まで陽性に発現するという研究がなされている。これら

の研究からみて，乳幼児においては眼瞼反射は音刺激があまり強くなくても起こる反応であり，その発現はピクツキ反射よりも安定しているとしてよい。このため，乳幼児の聴力検査に頻用されるようになった。具体的に述べれば，強さ 105〜115 dB SPL の音刺激で眼瞼反射が見られれば，被検児は正常の聴力をもっているとしてよい。刺激音が 130 dB SPL 前後と大きい場合は，出産直後の新生児でも 96％にみられるという。**表 9.1** に新生児の音響性眼瞼反射の閾値を示す。なお，この反射は生後 1 箇月半ないし 3 箇月まで存続する。

表 9.1 新生児の音響性眼瞼反射の閾値

刺激音の周波数〔Hz〕	500	1 000	1 500	2 000	4 000
閾 値〔dB SPL〕	108	105	107	108	112

9.8.3 ま と め

ピクツキ反射，眼瞼反射は，いずれも反射的な運動であるので，出生直後から発現する。しかも肉眼的に観察でき，定量的ではないが，簡便に聴覚の有無とおおよその難聴の程度を知ることができる。もちろん，音に対する反応を繰り返して観察し，加算誘発反応結果も考慮して総合的に判定することが重要である。

難聴が疑われた乳幼児は，詳細に観察と検査を何回も行い，高度の難聴であることが確実であり，言語発達に遅れがあれば，蝸牛で音声言語を聞き分けることはできない。このため，生後 2〜3 年までに人工内耳の早期装着を実施する必要がある。

このほか，瞳孔反射，呼吸反射，心拍数の変化を指標とした聴力検査などがあるが，これらの反射を指標とした聴力検査は現在では実施されていない。

近年，胎児心音計，胎児心拍計を用いて，出産間近の妊婦に音刺激を与え，胎児心拍数の変化を追求する試みがなされた。心拍数変化には増加と減少とがあり，また胎動も音刺激で生ずることが明らかとなっている。しかし，この変

化が音刺激による母体の変化，例えば臍帯（さいたい）血流の変化，母体の血清イオンの変化などが関与した間接的なものか，胎児の聴覚反応から生じたものかは，いまだ解決されていない。実施例もきわめて少なく，聴力検査への応用はあまり期待されていない。

引用・参考文献

1) 切替一郎 他著：聴覚検査法 第 2 版，医学書院（1964）
2) 舩坂宗太郎，熊川孝，船井洋光：インピーダンス・ベクトル軌跡（仮称）による耳小骨病変診断法，日本耳鼻咽喉科学会会報，**86**, pp. 511～517（1983）

10 聴性脳幹反応による聴力検査

10.1 はじめに

聴性誘発反応は，脳波の加算処理で見出される音による反応電位で聴性脳幹反応（ABR），**聴性中間反応（MLR）**，**頭頂部緩反応（SVR）**，**随伴陰性反応（CNV）**，**周波数追随反応（FFR）** が含まれる。この他に図 10.1 に示した**蝸電図**（electrocochleograph, **ECochG**）があり，これは蝸牛・聴神経の電気現象にもとづくもので，脳波の加算処理で誘導・記録されたものではないが，慣習として聴性誘発反応の一項目に含まれることが多い。

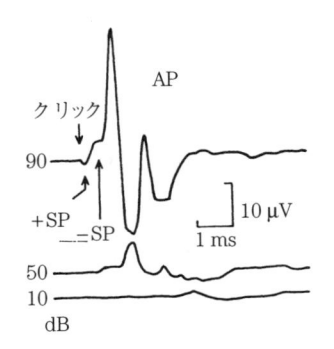

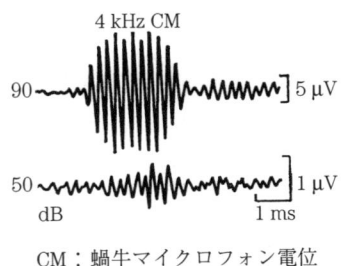

図 10.1 聴力正常例の蝸電図所見[1]

聴性脳幹反応は広く普及しており，応用面も他覚的聴力検査にとどまらず，脳幹異常の部位や病態，さらに脳死判定の一助など，救急外科，小児科，脳外科などで利用されている。このため，本章では聴性脳幹反応を詳しく述べるこ

ととした。

10.2 聴性脳幹反応の開発

　電子加算器で短時間に 1 000 回, 2 000 回の脳波加算ができるようになり, 脳波加算による聴性誘発反応記録は 1960 年ごろから普及した。そのころエール大学の大学院生 D. L. Jewett は, 中間反応という 20 ms 前後の潜時をもつ加算反応について研究していたが, どうしても潜時の早い反応が記録されてしまう。最初, 彼はこれは artifact (人為的な雑音) と考えたが, 思い直してカリフォルニア大学に移ってから精力的に研究した。このとき彼が使えたシールド・ルームはなんと猿用の 1 m 立方のものであったという。彼と 2 人の共同研究者は, この乏しい設備のなかで短潜時反応の特性・起源を調べあげ, 「Science」に投稿した。一度は掲載不可とされたが, 反論を文書で提出して掲載可となった。これが 1970 年の聴性脳幹反応初の論文である。なお Jewett はいう。「混沌の中から理にかなったものを拾い上げるには, 没頭から生まれる確信に満ちた閃きを要する」… 誠に含蓄に富んだ言葉である。

　同じ年イスラエルの Sohmer と Feinmesser は別個に Isr J Med Sci に独自の聴性脳幹反応の論文を発表している。しかも彼らは 1967 年 Ann Otol Rhinol Laryngol に聴性脳幹反応を示唆する論文を載せている。筆者は, 後に ERASG(Evoked Response Audiometry Study Group の略称で Dr.H.Davis の提唱で組織された聴性誘発反応の国際学会)で Sohmer と話し合ったとき, 1960 年代イスラエルが多大の研究費を使える研究大国であったならば, 聴性脳幹反応の歴史は異なったものとなったであろうと感じたことを付言しておく。

　ともかく, 聴性脳幹反応は多くの研究者の興味を惹き, 急速に研究が進んで, その各波 (Ⅰ波, Ⅱ波, Ⅲ波, Ⅳ波, Ⅴ波) の起源や存否の意義が明らかにされた。いまでは, 聴覚障害のみならず脳幹障害の有力な指標として評価されている。

10.3 聴性脳幹反応記録のための音刺激

　聴性脳幹反応を明確に記録するには，聴覚伝導路の各核の前シナプス電位の同期発火が必要である。このため音刺激は，持続の短い電気的矩形波をイヤホンやスピーカに通じて発生するクリック，一定のミリ秒単位の立ち上がり，立ち下り時間をもち定常波形のないトーンピップ，短い持続の立ち下り時間をもち，かつ短時間持続の定常純音波形をもつトーンバーストに限られる（いずれも図2.5）。

　周知のように，持続が短い音は純音性を失っている。使用した音刺激（クリック，トーンピップ，トーンバースト）によって聴性脳幹反応の反応閾値は変化する。このため聴性脳幹反応による聴力検査では，聴性脳幹反応の反応閾値と純音聴力検査で得られた自覚閾値との比較が追及され，また周波数特異性をもち反応が記録されやすい聴性脳幹反応用刺激音の開発，蝸牛基底膜の特定部位からの反応の検出法が研究された。聴性脳幹反応の反応閾値と自覚閾値との差はまだ確定していないが，聴性脳幹反応の反応閾値は3 kHz付近の自覚閾値に近く，自覚的閾値よりおおよそ20 dB高いというのが，普遍的な見解である。

　蝸牛基底膜の特定部位からの反応，すなわち周波数特異性反応を検出するものとして，1978年にmaskingを応用したderived response法，1979年に，ある特定の周波数帯を除いた騒音をmasking noiseに用い，トーン・バーストを刺激音とするnotched noise法が発表された。

　derived response法はすでに動物実験で特定の神経活動電位を誘導するのに用いられた方法である。この方法は，ある帯域幅をもつマスキング雑音とクリック音を同時負荷したときの誘発反応を記録する。この反応は，周波数帯域の広いクリック音による蝸牛の興奮部位からマスキング雑音に応じた部位の興奮が除かれた反応である。つぎに，前回よりやや広い帯域のマスキング音と前回と同じクリック音を同時負荷したときの誘発反応を記録し，前回の記録をこの

記録から減算する。この減算で得られた新しい波形は，広げたマスキング音の周波数帯の興奮による反応である。この手順で蝸牛の特定部位の興奮による反応が描き出される。これを derived response 法という。derived response 法は優れた方法ではあるが，目的部位の反応を得るのに多くの時間を要するので，臨床では広く普及していない。

後者は，クリック音とある特定の周波数帯域をもつマスキング雑音を同時負荷して，誘発反応を誘導・記録する。この反応をクリック音のみを刺激音とした反応から減算する。得られた誘発反応は，このマスキング雑音で欠如している周波数帯の反応と仮定できる。しかし，このマスキング雑音で生じる蝸牛基底膜の振動様式が明確で，特に低周波数領域では，特定の周波数音に対する反応ということが確定されていない。このため，これも広く普及されるには至っていない。

これらの新しい音刺激法の開発と併用して，低周波数音に応じる反応の誘導への努力もなされた。聴性脳幹反応ではないが，頭頂部から低周波音の波形に対応した反応波形が 1978 年に誘導された。これを**周波数追随反応**（frequency-following response，**FFR**）と呼称する。ただし FFR は，閾値も高く，高い周波数では出現しない。また反応の起源も明らかではなく，臨床応用はなされていない。

10.4 聴性脳幹反応の基本波形と各波形の起源

聴性脳幹反応は，通常上向きが陽性電位として記録・描記される。聴力正常者の聴性脳幹反応は潜時が約 1 ms の陽性波，以下明確な 5 個の陽性波が約 1 ms 前後の間隔で続く。これらの波形は，順にそれぞれ第Ⅰ波，第Ⅱ波，第Ⅲ波，第Ⅳ波，第Ⅴ波と命名されている。第Ⅴ波の後に，経過のやや緩やかな陽性波形があり，それに続く経過の比較的ながい陰性波がある。これらも聴性脳幹反応の有無の判定に有用である（図 10.2）。

第Ⅰ波の起源は聴神経の活動電位，第Ⅱ波は蝸牛神経核，第Ⅲ波は内側オリ

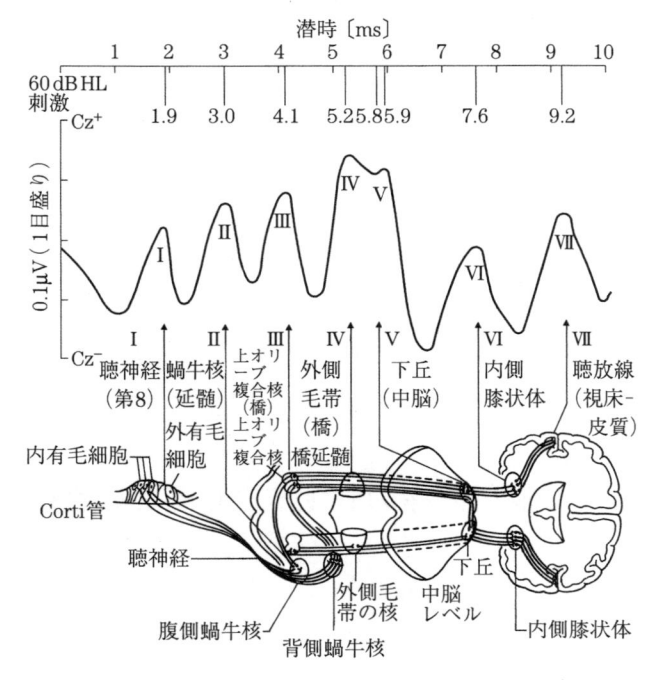

図10.2 ヒトにおける聴性脳幹反応各成分の発生部位[2)]

ーブ核，第IV波は上オリーブ核と外側毛帯，第V波は下丘の興奮による電位である．第V波は最大の電位で，最も安定した反応である．

聴性脳幹反応は複合電位であり，必ずしもシナプス前電位のみでなく，シナプス後電位も含まれる．第V波に続くシナプス後電位は，聴性脳幹反応の緩徐波と密接な関係がある．この緩徐波は，10～12 msの潜時をもつ陽性波で，周波数特異性があり，反応の有無判定に役立つ．

10.5 他覚的聴力検査としての聴性脳幹反応

聴性脳幹反応の反応閾値は，聴性脳幹反応波形が認められる最小音の強さである．聴性脳幹反応の刺激音には，反応が得やすいようにクリックが用いられる．クリック音は広い周波成分を含み，クリックの持続が短いので高周波数成

分が多い。具体的には，ほぼ3kHz近辺の周波数音に対する反応電位が聴性脳幹反応の主成分である。したがって，聴力検査として3kHz近辺での大まかな閾値測定が推定できる。もっとも聴性脳幹反応の反応閾値は，3kHzの純音に対する自覚閾値より20〜30dB高い。ただし，この閾値差は被検者検査の条件により変異幅が大きいので，これのみで閾値決定は不能で，他の加算誘発反応の反応閾値の判定も考慮して聴力閾値を推定することが妥当である。

また，聴性脳幹反応の誘導・加算中に生じた背景脳波の乱れ，記録脳波への筋電図混入，誘導電極の接着状況による電気抵抗の差などにより，脳波の反応閾値が変動するので，日を変えて複数回の検査を実施することが必要である。

10.6　蝸牛や脳幹障害の判定法としての聴性脳幹反応

聴性脳幹反応は，蝸牛や脳幹障害の判定に重要な役割を果たす。ただし，本書は臨床の教科書ではないので，各陽性波の振幅減少・消失，潜時延長を生じる病態生理について述べ，個々の疾患との対比は行わない。また，聴性脳幹反応の波形や出現様式は他の誘発反応に比べ安定ではあるが，各波の振幅減少や消失，潜時の延長を判定するには，反復して誘導・記録し，それらから平均的な波形を求めて行う慎重さを必要とする。

10.6.1　第Ⅰ波の消失や振幅減少，潜時延長

第Ⅰ波の消失や振幅減少や潜時延長は，蝸牛障害，そして第Ⅰ・第Ⅱ波間の潜時延長は蝸牛または聴神経の障害を示唆する。その理由として，第Ⅰ波は聴神経，第Ⅱ波は聴神経核の活動電位による反応であるが，活動電位は個々のニューロン（神経細胞とそれから出ている神経線維）興奮の同期性が低下すれば，振幅縮小や潜時延長をもたらすからである。また，第Ⅰ波の消失や振幅減少，潜時延長などの後に続く第Ⅲ波，第Ⅳ波，第Ⅴ波に振幅縮小（消失も含む）や潜時延長が当然認められる。それは蝸牛または聴神経の障害により，より中枢側の核での興奮伝達が減衰し，同期興奮も低下するからである。

10.6.2　第Ⅱ波の消失や振幅縮小，潜時延長

聴神経核は脳幹下部に位置しているので，脳幹下部の障害では第Ⅱ波の消失や振幅縮小，潜時延長が見られる。第Ⅲ波，第Ⅳ波，第Ⅴ波にも振幅縮小（消失も含む）や潜時延長が認められ，第Ⅰ・第Ⅴ波間の潜時は延長する。その理由は〔1〕を参考されたい。

10.6.3　第Ⅲ波の消失や振幅縮小，潜時延長

上オリーブ核の異常では，第Ⅲ波の消失か，振幅縮小や潜時延長が認められるはずである。しかし，実際にみられるのはまれである。これは，上オリーブ核の活動では左右耳からの興奮に依存しているからと推定されている。

10.6.4　第Ⅲ波，第Ⅳ波，第Ⅴ波の異常

第Ⅲ波，第Ⅳ波，第Ⅴ波が異常を示し，第Ⅰ波と第Ⅱ波が健在であるのは，脳幹上部の障害で生じる。

以上述べたように，脳幹障害部位と聴性脳幹反応の異常には深い関連があり，聴性脳幹反応で脳幹障害の部位がおおよそ推定できる。聴性脳幹反応は，聴覚閾値測定のみでなく，脳幹障害部位の確定診断の価値が高く，脳死の判定法にも正式に含まれている検査である。

10.7　発生機構（ヒト）

10.7.1　ヒトにおける聴性脳幹反応波形起源の研究の概況

ヒトの聴性脳幹反応はラットやネコあるいはサルなどの実験動物の聴性脳幹反応と多くの点で共通な特徴をもっている。このことからヒトの聴性脳幹反応の発生源についても動物のデータをそのまま当てはめる傾向があった。しかし詳細にみると，いくつかの際立った差異も目につく。特にⅣ，Ⅴ波を中心とする波形の動物種によって差異がある。この波形の相違は動物種による聴覚路の解剖学的な差異に基づく。例えば，上オリーブ複合体（SOC）を構成する主に

三つの核,**内側上オリーブ核** (medial superior olive, **MSO**),**外側上オリーブ核** (lateral superior olive, **LSO**),および**台形体核** (nucleus trapezoid body, **NTB**) のそれぞれに含まれる細胞数や核の大きさを比較してみると,①ラットでは MSO は小さく,LSO と,NTB は比較的大きい。②ネコでは MSO 大,LSO 大,NTB 大に対して,③ヒトやサルでは MSO 大,LSO 比較的小,NTB 小であり,特にヒトでは NTB は痕跡的で同定するのが難しいという。

　臨床例について聴性脳幹反応発生源を調べるには,剖検や CT スキャンによる脳幹病変の局在と波形の変化の対応から検討が加えられてきた。しかし多くの場合,障害部位の正確な同定は難しいので,この方法による聴性脳幹反応の発生源の解明にはおのずから限界がある。聴性脳幹反応の頭皮上電位分布やベクトル解析なども聴性脳幹反応の発生部位について大まかな情報を与えてくれるにすぎない。最近では聴性脳幹反応頭蓋内深部記録の報告にみるように,ヒトにおける発生源の問題をより直接的に取り扱うことができるようになった。本章ではヒト頭皮上の聴性脳幹反応の発生機構を脳手術時の頭蓋内記録との対比において検討する。なお頭蓋内記録は当然のことながら多くの制約を受け,得られた情報もいきおい断片的にならざるを得ない。したがって,この情報のギャップを埋めるため動物実験のデータをも採用しつつ議論を進めることとした。

10.7.2　Ⅰ　　　波

　Ⅰ波が第8神経の活動を反映していることは,蝸牛の近くからの同時記録 (蝸電図) によっても明らかである。この電位は外耳道や耳垂あるいは乳突部から単極導出すると蝸電図の N_1 と同じ陰性の電位変動が得られ,側頭部から頭頂部にかけて極性が逆転し,頭頂部では陽性となる。したがって,頭頂部と同側耳垂を結ぶ導出法では,たがいに逆相入力となるので大きな電位として記録される (**図 10.3**)。Ⅰ波は C_3 と A_1 で極性が逆なのでこれらを結ぶ導出法 (C_3-A_1) では逆相入力となって高振幅の電位が得られる。Ⅱ波に関与する成分として耳垂より蝸電図の N_2 と同一潜時の陰性電位と,それより遅れて頭頂

10.7 発生機構（ヒト）

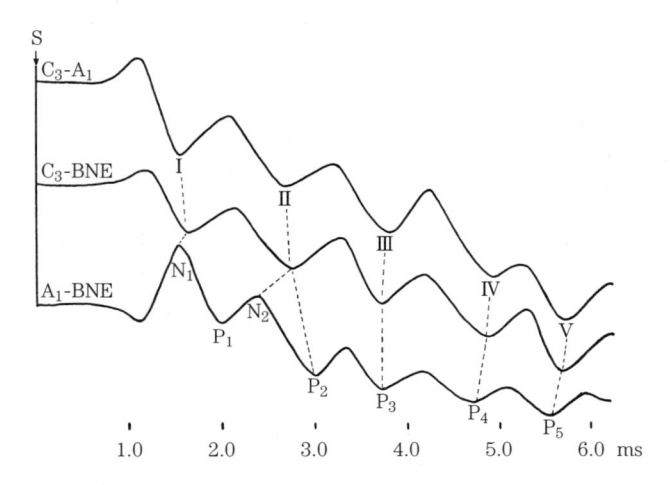

頭部外平衡電極（balanced non-cephalic electrode, BNE）を基準とする単極導出法による頭頂部（C_3）と耳垂（A_1）の電位とC_3とA_1を結ぶ双極導出法（C_3-A_1）による聴性脳幹反応波形の比較

図10.3 頭部外平衡電極[1),3)]

部より陽性電位が記録される．したがって，C_3-A_1導出で得られるII波は，これら起源の異なる電位の合成されたものである．III波より後の成分は頭頂部，耳垂とも極性は同じで耳垂を基準とする記録では，同相入力となり（in phase rejection）振幅は小さくなる．18人の正常成人の平均値を図式化したものである．InoとMizoiによればI波のベクトルはほぼ水平で非刺激側へ向かうという．

内耳道内の第8神経から直接反応を記録すると，典型的な陽性P_1-陰性N_1-陽性P_2-陰性N_2の多様性の波形が得られる（**図10.4**）．これらの反応波形のうちN_1成分が最も大きく，その振幅は数十μVから150μVに達する．そしてこのN_1成分はつねにI波のピークより遅れて出現する．I波は立ち上がり潜時および頂点潜時ともに，これより前のP_1成分と一致する．つまり内耳道内から記録されるP_1は第8神経活動の**上行波**（approaching wave front）をみていることになり，当然外耳道からの記録N_1と極性は逆になる．このような頭蓋内記録による新しい知見はI波の発生源に関して奇妙な逆説を導き入れる

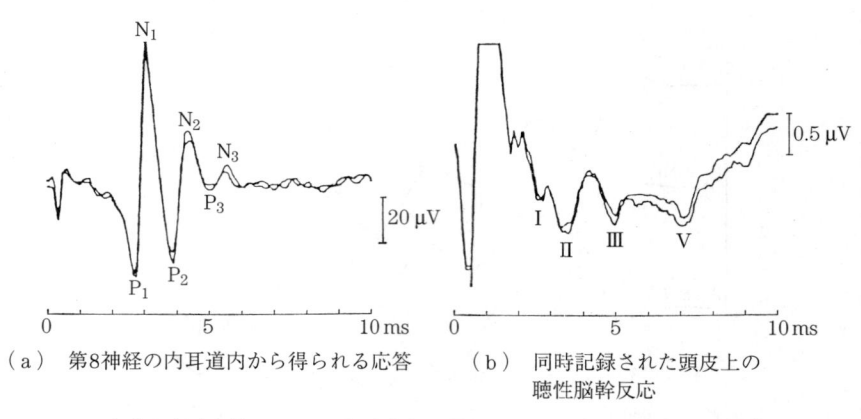

(a) 第8神経の内耳道内から得られる応答　　(b) 同時記録された頭皮上の聴性脳幹反応

(a)と(b)を比べると，内耳道内の最初の陽性波P_1は潜時の上でⅠ波と一致する。それに続く大きな活動電位N_1は，Ⅰ波とⅡ波間の陰性波にほぼ一致する。したがってⅠ波の発生源は，これよりさらに蝸牛に近い第8神経遠位部の活動と思われる。

図10.4　ヒトの第8神経からの直接記録と頭皮上の聴性脳幹反応[1),5)]

ことになった。つまり，もしⅠ波が外耳道のN_1および内耳道のP_1と同時に生じるとすれば，Ⅰ波はこれより遅い潜時の第8神経活動電位（N_1，P_1）であるとはいえなくなる。このことはⅠ波の発生機構のモデルとして従来いわれてきた第8神経活動電位では説明できないことを示す。

Antolli-CanadelaとKiangは1978年に，ネコの内耳道内から記録した活動電位が正円窓のN_1より0.2 ms潜時が長くなることを示した。そしてこの時間差を蝸牛から内耳道内の記録電極に至る第8神経活動電位の伝導に要する時間と説明した。一方Rupertらは，電極をネコの内耳道内に進めると蝸牛に近づくにつれてP_1成分が消失し，N_1潜時が短縮して正円窓からのN_1と同一潜時となることを観察している。これらの動物実験およびヒトの記録から聴性脳幹反応のⅠ波は第8神経の最も遠位端の活動を反映すると結論される。

10.7.3　Ⅱ波

Ⅰ波が蝸電図のN_1に相当するように，Ⅱ波は蝸電図のN_2と同じ起源をもつ反応である。頭部外基準電極での単極誘導で耳垂からN_2と同じ潜時をもつ陰

性電位が記録される。そしてこれより少し遅れて頭頂部からは陽性電位が記録される（図 10.3）。この二つの電位の潜時には明らかな差があり，同じ発生源をもつとは考えにくい。Picton らは，II 波について乳突部からの記録と頭頂からの記録で，その頂点潜時に差があることを観察し，刺激側の乳突部は陰性で刺激側の反対側では陽性となることから，左右の水平方向に向かうベクトル電位と推定した。

ネコで調べると，II 波の潜時に一致して蝸牛神経核に誘発電位が記録される。蝸牛神経核から単一細胞記録を行うと，非常に同期性のよい on set response を示す細胞群があり，この平均潜時（2.3 ± 0.4 ms）は II 波の潜時（$2.6 + 0.4$ ms）に最も近い値を示す。これらの実験結果は II 波の発生源が蝸牛神経核であることを示している。

ヒトの第 8 神経の大部分（75 % 以上）は直径 $2 \sim 5\,\mu$m の細い有髄線維（Aδ 線維）よりなる。これから見て，ヒトの第 8 神経の興奮伝達速度は 9 m/s と 22.5 m/s の間にあることになる。この値はヒトの第 8 神経より直接記録した値，$10 \sim 25$ m/s ともよく一致する。

第 8 神経の全長は $20 \sim 24$ mm であるので，蝸牛から蝸牛神経核までの伝達時間は最も速い線維では 1 ms 以内となる。したがって，65 dB SL 刺激に対する I 波の on set（$1.35 \sim 1.50$ ms）から計算すると，$1.35\,(1.50)$ ms $+ 1.0$ ms $= 2.35\,(2.50)$ ms の潜時で，最も速いインパルスは蝸牛神経核に達する。ここでシナプス遅延を 0.3 ms と仮定すると，音刺激から蝸牛神経核細胞の発火まで $2.35\,(2.50)$ ms $+ 0.3$ ms $= 2.65\,(2.80)$ ms となり，これは 65 dB SL に対する II 波の潜時，$2.5 \sim 2.8$ ms ともよく一致する。

また，ヒトの同側蝸牛神経核近傍の橋背側表面から記録される大きな電位は頭皮上の II 波に一致する。これらのことから，おそらくヒトにおいても II 波の主成分は蝸牛神経核の活動と考えられる。なお，現段階でもヒトの頭蓋内記録のみから II 波の発生源が蝸牛神経核の**前シナプス電位**（presynaptic potential）なのか，蝸牛神経核の**シナプス後電位**（postsynaptic potential）なのかを画然と区別することは難しい。

10.7.4 III 波

　動物実験でIII波の起源については，**同側 SOC**（ipsilateral superior olivary complex），**反対側 SOC**（contralateral superior olivary complex）あるいは**両側 SOC**（bilateral superior olivary complex）が関与するといわれている。Achor と Starr は 1980 年に脳幹内の電位分布を詳しく調べ，両側 SOC と**反対側外側毛帯**（contralateral lateral lemniscus，**反対側 LL**）の関与を指摘している。これらの実験からIII波の発生源は，SOC としてよい。

　解剖学的にヒトの内側上オリーブ核（MSO）は SOC の中で最大の核で，MSO 細胞は両側の蝸牛神経核（CN）から直接投射を受け，同側 CN からの線維は MSO 細胞の外側樹状突起へ，また反対側 CN からの線維は内側樹状突起へ終わる。聴覚上行路の中で**両耳間相互作用**（binaural interation）が最初に生じる中継核として知られている。そして MSO は LL を経由して**下丘**（inferior colliculus, **IC**）に線維を送っている。

　ヒトのIII波の発生源は，MSO の内側部は陰性で外側部は陽性となる大きな電位である。両側 SOC を含む橋の尾側の血管障害で，III波の潜時が異常に延長することが観察されている。

　ヒトの脳幹からIII波とほぼ同一潜時の反応が記録され，その波の極性は刺激と同側は陰性で，反対側は陽性である。第 4 脳室底橋背側部の中心付近から電位を記録すると，III波と立ち上がりおよび頂点潜時が一致する大きな陽性波が得られる。この電位の振幅は，電極を数 mm 移動するだけで変化する。聴覚の神経路のインパルスの伝達時間とシナプス遅延の和は約 1 ms である。ヒトでの記録波形，潜時から推測すると，上記の動物実験の結果と同じくIII波の発生源は CN より一つ上の中継核すなわち SOC となる。ちなみに，蝸牛神経核から台形体交叉線維までの伝達速度は，$16 \sim 20$ m/s（または mm/ms）と報告されている。

10.7.5 IV 波

　IV波は頭皮上広く分布し，波形はこれに続くV波との関係でいくつかのタイ

プに分かれる。すなわち、IV波は

1) V波と分離して出現する。その場合IV波はV波より小さかったり（IV波総体の38％）、大きかったり（IV波総体の33％）、また同じ大きさ（1％）であったり、さまざまである。
2) IV波には、V波と分離せずに単一の頂点を形成するもの（14％に見られる）、V波の頂点に至るなだらかな上昇電位として出現するもの（10％に見られる）、逆にV波の前の下降電位として現れるもの（4％に見られる）などがある。

このようにヒトのIV波はネコのIV波と比べて波形のうえでかなり異なっている。しかしIV波に対する両耳からの相互効果について差はない。ヒトのIV波は波形がさまざまであるので、独立の成分ではなくIV〜V波がネコのIV波に相当するとの考え方がある。もしIV波が独立の成分でないとすると、脳幹聴覚路のいかなる病変でも、IV波とV波は分離せず同じ変動を示すはずであり、事実そのような例は多い。しかし、脳幹の**脱髄病変**（multiple sclerosis, **MS**）においてIV波とV波の間の頂点間潜時が異常に延長すること、V波の振幅が低下あるいは消失しているにもかかわらず、IV波は残存する例もまれながら見られる。このような脳幹病変におけるIV波とV波の乖離（かいり）は、IV波の発生源がV波のそれとは異なることを示唆する。IV波は両側SOC、台形体および外側毛帯（LL）を起源とする複合電位であり、少なくとも下丘はIV波に関与しない。

10.7.6　V 波

ヒトのV波は聴性脳幹反応成分中、最も大きく安定した反応である。V波はその頭皮上の分布を見ると、前頭部に最大振幅があり、片側刺激で反対側がやや優位となる。

聴性脳幹反応の空間ベクトル解析によれば、V波はかなり限局した部分の反応で垂直方向に向かう双極子と想定される。この条件に合う脳幹聴覚路として、ほぼ垂直方向に走向するLLとその終止核である下丘が挙げられる。ただしBuchwaldによれば、V波はLLを経由する最も早い下丘中心核の腹外側で

の反応であるという。

　ヒトのV波は下丘からの大きな陽性波とピーク潜時がほぼ一致する。そして，この深部電位は明らかに反対側優位である。この大きな下丘の陽性波は，電極が下丘から吻側（上方）へ遠ざかるにつれて急激に減少する。一方，電極を下丘から尾側（下方）へ移動させると，この陽性波は同じように急激に減衰する。そしてゼロ電位点を通過すると，電位の極性が逆転し，下丘からの電位波形と鏡像関係を示す（図10.5）。

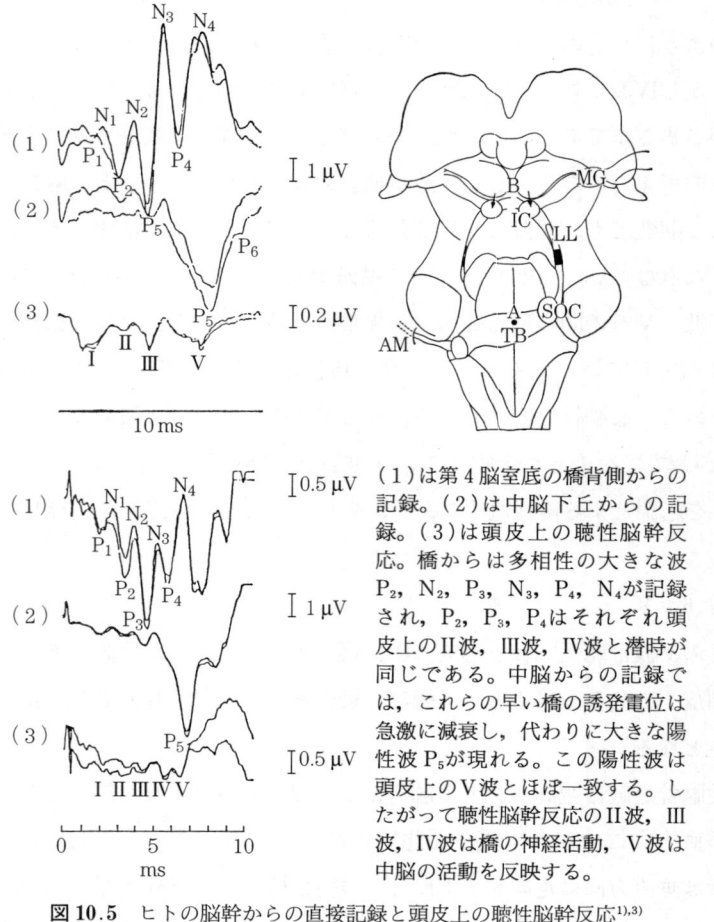

（1）は第4脳室底の橋背側からの記録。（2）は中脳下丘からの記録。（3）は頭皮上の聴性脳幹反応。橋からは多相性の大きな波P_2, N_2, P_3, N_3, P_4, N_4が記録され，P_2, P_3, P_4はそれぞれ頭皮上のII波，III波，IV波と潜時が同じである。中脳からの記録では，これらの早い橋の誘発電位は急激に減衰し，代わりに大きな陽性波P_5が現れる。この陽性波は頭皮上のV波とほぼ一致する。したがって聴性脳幹反応のII波，III波，IV波は橋の神経活動，V波は中脳の活動を反映する。

図10.5　ヒトの脳幹からの直接記録と頭皮上の聴性脳幹反応[1),3)]

臨床的に下丘を含む中脳病変がⅤ波の潜時を延長させ，また振幅を低下させることについては，多くの報告がある。例えば上小脳脚の片側LLに限局する小出血においては，出血と反対側の刺激に対してⅤ波の選択的消失が起こる。要するに，頭蓋内記録，臨床例さらに頭皮上電位分布や空間ベクトル解析からⅤ波の発生源は主に反対側下丘と結論される。

10.7.7 Ⅵ，Ⅶ波

Ⅵ，Ⅶ波は比較的低振幅の陽性波で，Ⅴ波に続く大きな陰性波に重畳する形で記録される。Ⅵ波は，①明らかなピークを示す（58％），②試行間で波形が変動する（31％），③波形が認められない（10％）という特徴で三つに分けることができる。また，片側のみに出現し反対側には出現しない。Ⅶ波は出現率が半数以下（43％）で，その潜時はかなりばらつきが大きい。これらのことからⅥ，Ⅶ波の臨床的有用性は疑問視されている。

ヒトの定位脳手術の際に**内側膝状体**（medial geniculate body，**MGB**）から誘発電位を記録すると，Ⅵ波の潜時に一致して大きな電位が得られる。MGBからの電極の移動に伴いこの電位は低下するが，減衰度は同時に記録される下丘からのⅤ波に相当する陽性波と比べると，かなり急峻である。

臨床的にはStockardとRossiterが，内側膝状体の病変でⅥ波の選択的異常が生じることを報告している。これらのデータは内側膝状体がⅥ波の発生源であることを示唆する。しかし，ヒトのⅦ波の発生源についての実証的報告は現在までない。

10.7.8 slow brainstem response（SN_{10}）

これまで述べたⅠ～Ⅶ波までの成分は，緩やかな陽性−陰性の電位変動に重畳する形で記録される。

SN_{10}の緩やかな電位変動の生理学的意義は最近まで明らかでなかった。Jewettは最初の論文の中で，聴性脳幹反応の緩やかな陽性成分，「slowly increasing baseline shift」の存在に注目している。そしてこの波の発生機序と

して、①聴覚路中継核の経過の遅い波との重なり、②上位中継核になるほど賦活される神経細胞の数が増加し、潜時の大きい興奮が生じることを挙げている。

1979年にDavisとHirshは、この陽性波に続く陰性波「slow negative

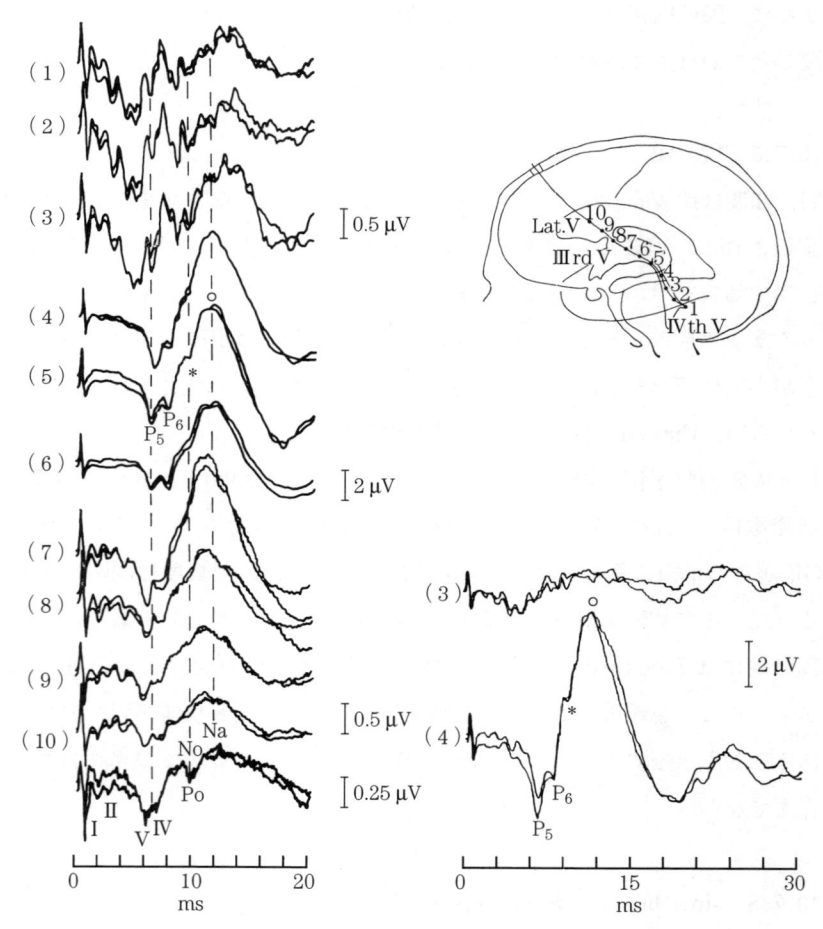

脳室内から電位を記録すると、第4脳室(3)から中脳水道(4)にかけて急に大きな陰性電位が現れる。そして脳室内(6)、(7)、(8)、(9)、(10)を減衰しつつ頭皮上に達する。この電位は、持続と潜時が頭皮上のSN_{10}（ここではPictonらの命名に従ってNo-Po-Naと呼ぶ）にほぼ同じである。

図10.6 緩やかな陰性波、SN_{10}の脳室内記録[1),5)]

10.7 発生機構（ヒト）

wave」に注目し，ピークがほぼ 10 ms 付近にあるので SN_{10} と呼んだ。この波は，Picton らの命名では，中間潜時の反応に含まれる No あるいは No-Po-Na 成分に相当する。先行する Ⅰ～Ⅴ波の持続時間が約 1 ms であるのに対して，この波の持続時間は約 10 ms と Ⅵ, Ⅶ波を考慮しても大きい。SN_{10} の頭皮上電位分布は比較的均一で，やや反対側優位を示す。

ヒトの深部記録では，この頭皮上の陰性波と潜時および持続が一致する大きな陰性波が下丘とその近傍より記録され，この深部電位は頭蓋内を減衰しながら伝搬し，頭皮に達している（**図 10.6**）。

Velasco らは定位脳手術中の記録から SN_{10} の発生源を中脳網様体であると

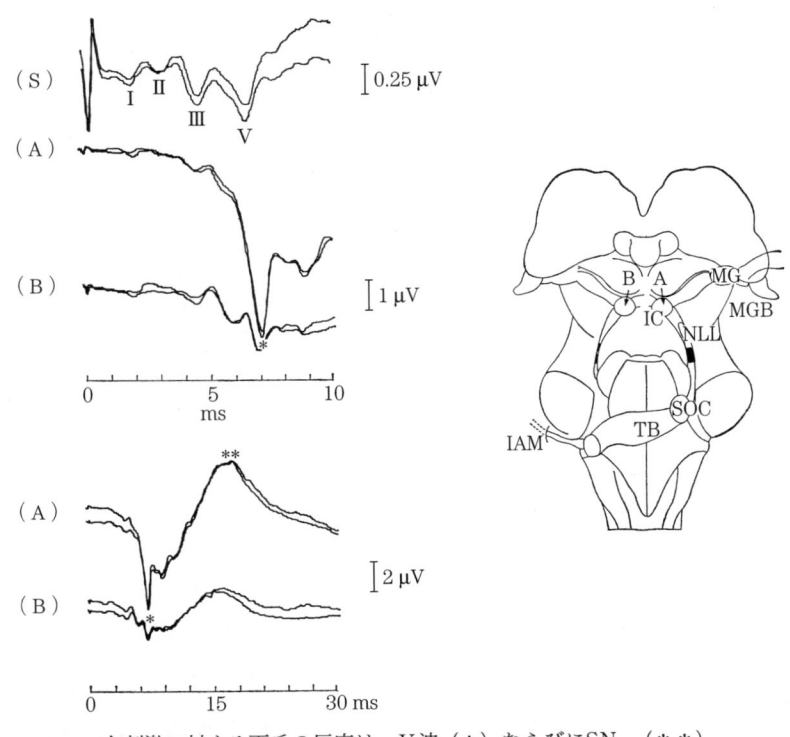

左刺激に対する下丘の反応は，Ⅴ波（*）ならびに SN_{10} （**）ともに右側（A）で大きい。記録前に存在した下丘を含む中脳の圧迫のため，Ⅴ波ならびに SN_{10} の潜時は遅れている。

図 10.7 左右下丘の深部電位の同時記録[1),15)]

主張している．しかし，彼らの脳内電位分布図を見ると，明らかに下丘を中心に分布し，そこから遠くなるにつれて低電位となっている．刺激と反対側の下丘からの反応は同側の反応より大きく，反対側優位の頭皮上電位分布とも一致する（図10.7）．

刺激音圧を下げていくと下丘の陰性波は潜時が長くなり振幅は低下する．また刺激の頻度を上げていくと $45\,s^{-1}$ までは波形の変化をほとんど認めない（図10.8）．このことは頭皮上の SN_{10} が，$30\sim40\,s^{-1}$ までの高頻度刺激で変化

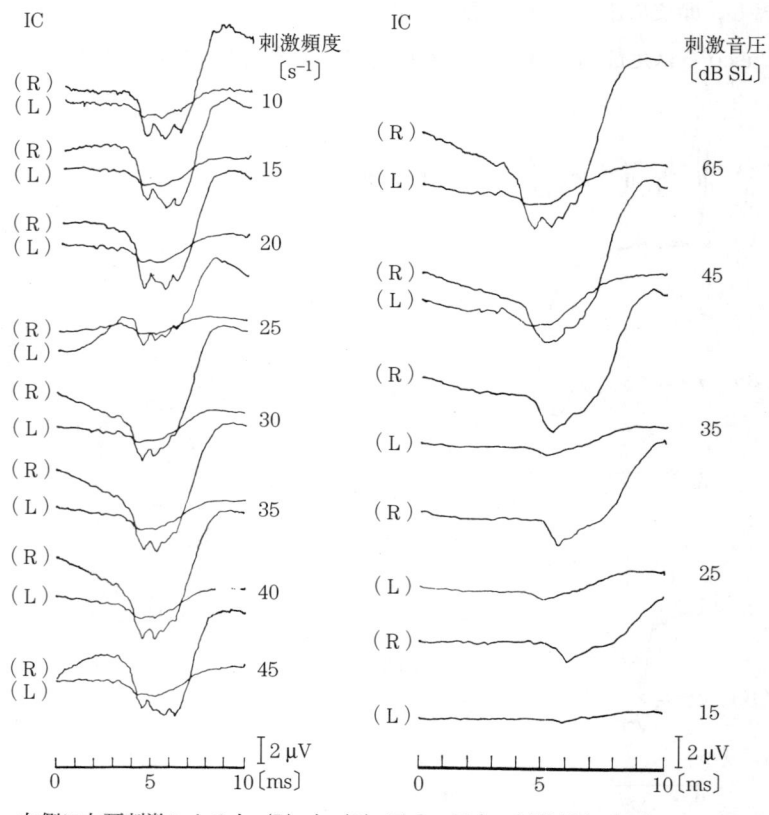

左側に左耳刺激による左（L）右（R）下丘の反応の刺激頻度（s^{-1}）による影響を示す．$45\,s^{-1}$ までの刺激に対して，波形の変化をほとんど認めない．右側には左刺激に対する左（L）右（R）下丘の反応の音圧による変化を示す．音圧が低下すると陰性波（SN_{10}）の潜時は長くなり，振幅は低下する．

図10.8 下丘の陰性波，SN_{10} の刺激頻度および刺激音圧による変化[1),15)]

が見られない事実と対応する。以上の事実からSN_{10}の発生源は下丘と結論される。聴性脳幹反応のⅠ～Ⅴ波が本質的に onset response なのに対して，SN_{10}は周波数選択性のある反応といわれており，特に低周波数帯域に対する他覚的聴力検査法としての有効性が注目されている。しかし，SN_{10}の神経学的応用についてはまだ報告は見あたらず，今後の課題である。

10.7.9 聴性脳幹反応における神経活動

聴性脳幹反応は生理学的にはどのような神経活動を反映しているのであろうか。一般に脳波や誘発電位は，**シナプス後電位**（postsynaptic potential, **PSP**）によって形づくられるという考え方はかなり古くからある。その根拠として，これらの集合電位が波形，持続，潜時，極性についてPSPによく似ていること，およびPSPは発生源から離れた部位からも記録できることが挙げられる。一方，**活動電位**（AP）はPSPと異なり，減衰が急激なので離れた部位からは記録されない。聴性脳幹反応についても，PSP説が暗黙のうちに採用されていた。しかし，この点についての確かな実験的根拠は現在まで得られていない。例えばⅠ波についてでさえ，これが従来からいわれているAPなのか，または1次ニューロン樹状突起のPSPなのかについてはどちらとも確証はない。

最近の**短潜時体性感覚誘発電位**（short latency somatosensory evoked potential, **SSEP**）の研究は，線維路のAPがこの遠隔電場電位の起源であることを示している。このAP説を支持する解剖学的背景として，線維路の軸索はすべて同じ方向を向いており，この活動が同期化されると大きな集合電位を生じると考えられる。これらの短潜時体性感覚誘発電位に関する知見が聴性脳幹反応にもあてはまるのかどうか，今後の研究課題である。

10.7.10 成育・加齢・性別による聴性脳幹反応波形変化

〔1〕 正常新生児の聴性脳幹反応

（1） 振　　幅　　正常新生児の聴性脳幹反応の波形は同じ条件下での成

人の記録に比較して，いくつかの特徴がある。

　Ⅰ波の振幅は成人より大きく，Ⅴ波の振幅は成人とほぼ同じであるため，Ⅴ/Ⅰの振幅比は成人より小さい（**図10.9**）。55 dB HL の刺激で各波の分離が悪く，Ⅱ波が不明瞭であるとの報告がある。しかし，85 dB nHL の刺激では成人に比し分離が悪いが，Ⅰ～Ⅴ波がほとんどの例で同定可能である。

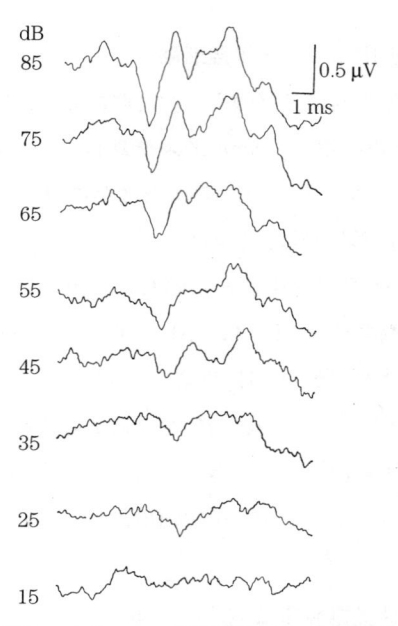

刺激は 100 μs クリック，交互位相 13.5 s^{-1}，片耳刺激，マスキング（－）。正常成人の自覚閾値を 0 dB とした。

図 10.9　正常満期産新生児の聴性脳幹反応記録の例[1),16)]

（2）各波の潜時　各波の潜時は成人に比し延長しており，特に，うしろの波ほど延長の程度が大きい（**表10.1**）。潜時の正常値は，刺激音の性状や頻度，増幅系の特性などに影響を受けるが，Ⅰ-Ⅴ波間潜時はほぼ 5 ms と一定であり，成人より約 1 ms 長い。Ⅰ波の潜時の延長は末梢聴器の未熟性，波間潜時の延長はより中枢側への伝導の未熟性と関係していると考えられている。

（3）音圧と潜時の関係　各波の潜時は，刺激音の音圧により変化する。

表10.1 正常満期産新生児の聴性脳幹反応潜時[1]

年	報告者	フィルタ〔Hz〕	クリック 頻度〔s⁻¹〕	クリック 音圧〔dB〕	平均潜時〔ms〕(標準偏差) I	平均潜時〔ms〕(標準偏差) V
1976	Salamy と McKean	10〜10 000	15	55	2.12 (.35)	7.06 (.38)
1978	Salamy ら	100〜3 000	10	55	2.12 (.36)	7.11 (.36)
1979	Goldstein ら	100〜3 000	8〜12	65	1.64 (.18)	6.74 (.22)
1981	Cox ら	150〜1 500	33	60	2.95 (.20)	7.65 (.19)
1982	Despland と Galambos	100〜3 000	10	60	2.28 (.27)	7.35 (.46)
1982	Rubinstein と Sohmer	200〜2 200	10	75	1.79 (.23)	6.94 (.31)
1983	Stockard ら	100〜3 000	5〜10	80	1.81 (.22)	6.72 (.32)
1983	矢野ら	80〜3 000	13.5	85	1.55 (.14)	6.54 (.23)
				75	1.83 (.22)	6.74 (.30)
				65	2.14 (.25)	6.96 (.31)
				55	2.48 (.28)	7.27 (.36)
				45	2.81 (.31)	7.58 (.39)
				35	3.14 (.37)	8.01 (.46)

その変化の程度は成人より大きい。音圧の影響はⅠ波についてみられ，Ⅱ波以後の変化はⅠ波の変化に相応しているので，これらの特徴は新生児の末梢聴器の未熟性と関連があるとみられている。このⅠ波の潜時に対する音圧の影響と，潜時そのものが成人に比し延長していることに対し，中耳，内耳聴神経のいずれが関係しているかは明らかではないが，新生児でも正常なティンパノグラムを示すとの報告があり，中耳は成人と同様に作動していると考えられるので，内耳聴神経の側の要素が大きいと推定される。

(4) **刺激頻度と潜時の関係**　潜時に影響するもう一つの刺激系の要素として刺激頻度がある。刺激頻度を増すと振幅の減少と潜時の延長が起こるが，新生児では潜時の延長の程度が大きいことが知られている。すなわち55 dB nHLにおいて，頻度を10 s⁻¹から40 s⁻¹に増すと，成人ではⅤ波が0.31 ms延長するが，新生児では0.54 msある。Ⅰ-Ⅴ波間潜時の変化についてみると，成人では0.24 ms，新生児では0.43 msとやはり有意の差がみられ，Ⅴ波の潜時の延長は，Ⅰ-Ⅴ波間潜時の変化によるところが大きく，中枢側への伝導の未熟性と関係していると考えられる。

〔2〕 発育に伴う聴性脳幹反応の変化

(1) 波　　　形　　聴性脳幹反応の各波は発育に伴い，波の分離・分化が進む（図10.10）。Ⅰ，Ⅱ波は3箇月後には明瞭に分離して認められ，Ⅲ～Ⅴ波は1.5歳以上になって成人に近い波形となる。波形の個人差が大きいことも乳児期の聴性脳幹反応の特徴であり，例えば，すでに新生児期からきわめて分離のよい成人に近い波形を示す例もみられる。

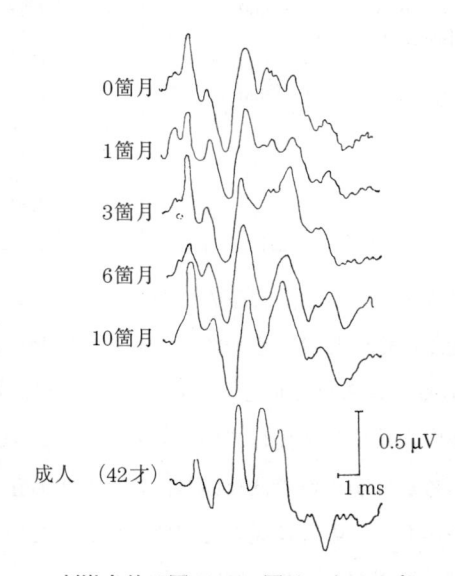

刺激条件は図10.9に同じである。音圧は正常成人の自覚閾値上85 dB。乳児のⅠ波の振幅は成人より大きい。各波の潜時は成人より延長している。

図10.10　各月齢の聴性脳幹反応記録の例[1),16)]

(2) 潜　　　時　　各波の潜時は発育に伴い短縮し，短い潜時の波ほど成人の値に近づくのが早い。正常新生児では生後3箇月間（特に最初の1箇月が目立つ）にⅠ波の潜時が短縮する。例えば，85 dB HLの刺激の場合3箇月乳児と成人との間に，Ⅰ波の潜時については有意な差が見られない。Ⅰ-Ⅲ波間潜時，Ⅲ-Ⅴ波間潜時も有意の差がない。したがって，生後3箇月間に見られるⅤ波潜時の短縮は，Ⅰ波潜時の短縮による。生後3～6箇月の間にⅠ-Ⅲ波

間の潜時が短縮する。しかしⅢ-Ⅴ波間の潜時には有意の変化がない。したがって，この間に起こるⅠ-Ⅴ波間潜時の短縮は，Ⅰ-Ⅲ波間潜時の短縮による。6～12箇月の間では，Ⅲ-Ⅴ波間潜時の短縮はⅠ-Ⅲ波間潜時の短縮とほぼ等しい。したがって，この間に起こるⅠ-Ⅴ波間潜時の短縮は，Ⅰ-Ⅲ波間潜時とⅢ-Ⅴ波間潜時のそれぞれの短縮の和となる。生後1年の時点でも，Ⅰ-Ⅲ波間潜時とⅢ-Ⅴ波間潜時は成人より有意に長い（**表10.2**）。

表10.2 発達に伴う潜時の変化[1),16)]

月　齢	Ⅰ	Ⅰ-Ⅲ	Ⅲ-Ⅴ	Ⅰ-Ⅴ
新生児	1.55	2.81	2.17	4.98
(80耳)	.14	.23	.18	.24
1箇月	1.46	2.80	2.18	4.98
(49耳)	.08	.19	.19	.24
3箇年	1.43	2.79	2.17	4.96
(27耳)	.09	.20	.20	.32
6箇年	1.42	2.56	2.20	4.76
(18耳)	.09	.15	.19	.21
12箇年	1.39	2.43	2.04	4.47
(17耳)	.08	.16	.19	.21
成　人	1.41	2.21	1.91	4.12
(24耳)	.11	.15	.16	.25

・刺激条件：交互位相クリック，$13.5\,\text{s}^{-1}$，85 dB nHL
・刺激条件は図10.9に同じである。点線の上下の値の間には，有意の差がある。速い波ほど早く短縮する。数値の上段に平均値を，下段に標準偏差を示した。

　Ⅰ～Ⅴ波すべての潜時が成人とほぼ同じ値になる年齢は，生後1年，18箇月，2才，遅くとも3才と，報告により差がある。Ⅰ波の潜時は聴神経や聴神経核の興奮であり，Ⅰ～Ⅴ波は脳幹の聴覚中枢路の興奮による。Ⅰ-Ⅴ波間潜時の生後1年間に起こる変化は，聴覚路の発達が末梢側から中枢側へと順次進んでいくことを示している（**表10.3，図10.11～図10.13**）。

　（3）**音圧と潜時の関係**　　発育に伴う各波の潜時の短縮は，刺激音圧によっても異なる。例えば，Ⅰ波の潜時は新生児期から1箇月経ると，35 dB HLで0.25 ms短縮するが，85 dB HLでは0.09 msしか短縮しない。すなわち，

10. 聴性脳幹反応による聴力検査

表 10.3 聴性脳幹反応潜時の男女差についての主な報告値[1]

年	報告者	フィルタ〔Hz〕	クリック 頻度〔s⁻¹〕	クリック 音圧〔dB〕	性	平均潜時〔ms〕 V	平均潜時〔ms〕 I-V
1978	Stockard ら	100〜3 000	10	60	男		4.06
					女		3.94
1979	McClelland と McCrea	32〜1 600	10	80	男	5.95	4.19
					女	5.65	3.92
				60	男	6.21	
					女	5.96	
1979	Kjaer	50〜5 000	random 平均4	75	男	5.75	4.23
					女	5.54	4.05
1980	Michalewski ら	10〜3 000	10	80	男	5.82	4.17
					女	5.64	4.05
				60	男	6.13	4.08
					女	5.96	3.94
1980	Jerger と Hall	300〜3 000	記載なし	85	男	5.83	
					女	5.69	
1980	Seitz ら	記載なし	9.3	80	男	5.57	4.01
					女	5.16	3.72
				60	男	6.07	3.97
					女	5.62	3.84

・正常聴力の成人を対象とした報告

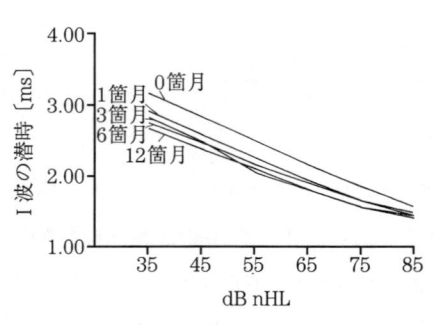

生後の1箇月間に最も大きな潜時の短縮が生じる。潜時の短縮とともに，音圧と潜時の関係の傾きが緩やかとなる。

図 10.11 I波の潜時と刺激音圧の関係の発達に伴う変化[1],[17]

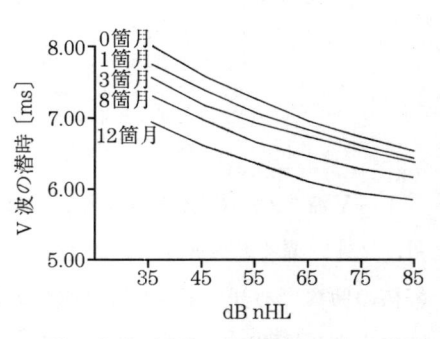

V波の潜時の短縮はI波と異なり，3箇月以後のほうが大きい。音圧と潜時の関係の傾きは生後3箇月に緩やかとなる。

図 10.12 V波の潜時と刺激音圧の関係の発達に伴う変化[1],[17]

10.7 発生機構（ヒト）

図 10.13 Ⅰ-Ⅴ波間潜時の発達に伴う変化[1),17)]（平均と標準偏差）

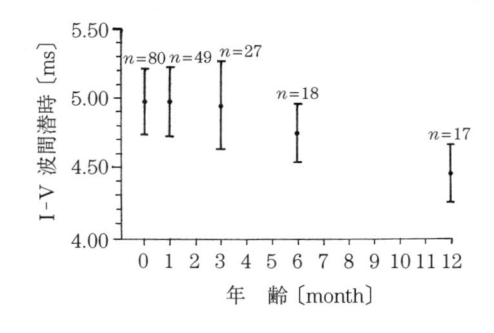

最初の 3 箇月間はほとんど変化しない。3 箇月以後に短縮する。

大きな音圧では発育に伴う潜時短縮が小さい。この刺激音圧による潜時短縮は，3 箇月以降ではほとんど見られない。

（4） **刺激頻度と潜時の関係**　Ⅰ波の潜時は刺激頻度を増すと延長する。これは新生児では大きいが，生後 3 週以後では成人と差がない。

（5） **乳幼児の聴性脳幹反応のまとめ**　以上の各項目をまとめると，乳幼児の聴性脳幹反応では，波形は生後 18 箇月，刺激音圧による潜時短縮と刺激頻度増加による潜時延長はともに 3 箇月，潜時は 2〜3 才で，成人と差がなくなる。

〔3〕**早産児の聴性脳幹反応**

早産それ自体が難聴や他の神経疾患のリスクとなることから，早産児の聴性脳幹反応についての報告が多い。

（1） **波形と潜時**　早産児の聴性脳幹反応は満期出産の新生児に比べ，**図 10.14**，**図 10.15** に示したように，各波の分離が悪く，潜時も延長している。しかし，Ⅰ-Ⅴ波間潜時についての変化には差異がある。Starr ら，Stockard ら，Despland と Galambos は，Ⅰ波の潜時が次第に短縮するとともに，Ⅰ-Ⅴ波間潜時も規則的に短縮し，40 週にはほぼ正常新生児の値となると報告している。Cox らは，早産児はそれ自体正常とはいえず，検査時の状況も一様ではないので，「聴性脳幹反応異常例」と診断される例を除外できないと考え，妊娠中 risk factor の低い早産児を対象として検討した。その結果，潜時はほかの報告ほど規則的変化を示さないことを指摘し，特にリスクの低い女児についてはⅠ-Ⅴ波間潜時が 33〜40 週の間で正常乳児とほぼ同様になると報告し

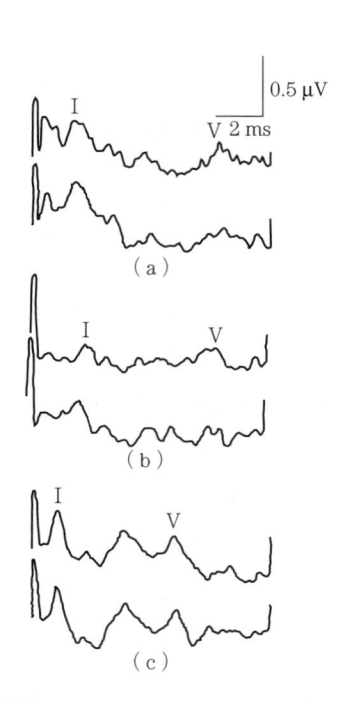

刺激は 4 kHz のロゴン，20 s^{-1}，交互位相，片耳刺激，マスキング（−），正常成人の自覚閾値上 90 dB。在胎 29 週 2 日，生下時 880 g。新生児仮死，無呼吸発作，高ビリルビン血症の診断。（a）32 週，（b）34 週，（c）43 週の記録である。Ⅰ波の潜時はそれぞれ 1.8 ms，2.4 ms，1.1 ms と，32, 34 週に比べ 43 週では短縮している。Ⅰ-Ⅴ波間潜時は 6.1 ms，5.5 ms, 4.9 ms と経時的に短縮し 43 週では正常満期産新生児と差がなくなっている。

図 10.14 早産児の聴性脳幹反応の例[1),18)]

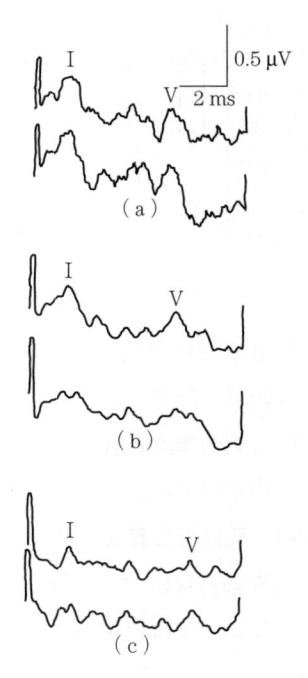

（a）在胎 32 週，生下時 1 805 g。新生児仮死と診断。34 週の記録である。Ⅰ波の潜時は，1.7 ms と延長しているが，Ⅰ-Ⅴ波間潜時は 5.0 ms であり，正常満期産新生児と差がない。（b）在胎 26 週 5 日，生下時 920 g。新生児仮死，高ビリルビン血症と診断。31 週の記録である。Ⅰ波の潜時は 2.0 ms と延長しているが，Ⅰ-Ⅴ波間潜時は，5.0 ms であり，正常満期産新生児と差がない。（c）在胎 28 週 3 日，生下時 902 g。無呼吸発作と診断。33 週の記録である。Ⅰ波の潜時は 2.0 ms，Ⅰ-Ⅴ波間潜時も 5.7 ms と延長している。

図 10.15 早産児の聴性脳幹反応の例[1),18)]（刺激条件は図 10.14 に同じ）

ている。石田も早産児の聴性脳幹反応の潜時と，新生児仮死，無呼吸発作，高ビリルビン血症の有無，在胎期間十週齢の関係を検討し，Ⅰ波の潜時は疾患と関係なく 28 週から 34 週まで短縮せず，その後 40 週に近づくに伴い短縮し，Ⅰ-

V波間潜時も，無呼吸発作のある群を除いて，満期出産新生児と変わらず40週まで変化しないと結論している。

Coxと石田の報告をまとめると

1) Ⅰ-Ⅴ波間潜時が早産児では延長し40週に近づくにつれて規則的に短縮するとした報告は，早産に伴う呼吸不全に関連する脳幹の異常とその軽快の経過をみていた可能性がある。
2)「正常」早産児のⅠ-Ⅴ波間潜時の差は正常満期産新生児と同じである可能性が大きい。

との結論となる。

この報告の是非は，今後早産児の多数例についての詳細な検討で，決着がつくと推定される。

（2）ま と め 「正常」早産児の聴性脳幹反応のⅠ波は新生児に比し延長しており，34週まで変化せず，以後に短縮し40週までには満期産新生児の値と同じになる。Ⅰ-Ⅴ波間潜時は約5msで満期産新生児とかわらない。無呼吸発作のある早産児では，Ⅰ-Ⅴ波間潜時が延長している。

〔4〕 性別による波形変化

（1）潜　　　時　　正常聴力の成人のⅤ波の潜時には有意の男女差がみられ，女性のほうが短い（表10.3）。その差は0.14～0.45msの範囲である。Ⅰ波については有意の差がなく，Ⅰ-Ⅴ波間潜時についての男女差が，Ⅴ波の潜時の男女差にほぼ対応している。Ⅲ波の潜時の男女差はⅤ波より小さく，0.08～0.15msの範囲である。

（2）振　　　幅　　振幅については，Ⅰ～Ⅴ波のすべての波に有意の性差があり，女性のほうが約30％大きい。

（3）性差と年齢の関係　　正常新生児については性による潜時の有意の差はないが，未熟児については潜時の性差が報告されている。McClellandとMcCreaは9～13才では男女差はないと報告しており，このため思春期以降に性差が出現すると考えられる。

聴性脳幹反応の性差がなにに起因するかについては結論がでていない。男女

の解剖学的差異，すなわち頭蓋の大きさや，中枢経路の長さなどにが関係しているとの推論があるが，身長との関係がないことも確認されており，Seitzらは聴覚情報の処理について新生児期より存在する女性の優位性と関連していると推論している。

〔5〕 **加齢による波形の変化**

（1） **潜　　時**　前に述べたが，生後18箇月〜2年で聴性脳幹反応の潜時・振幅は成人とほぼ同じになる。その後の加齢に伴う変化は中年まではほとんどない。50才以降でわずかに延長する傾向があり，Roweは17〜33才と51〜74才の2群の比較を行い，60 dB，$10\,\mathrm{s}^{-1}$の刺激においてⅠ波で0.30 ms，Ⅴ波で0.34 ms，波間潜時ではⅠ-Ⅲ波間で0.20 ms高齢者が遅いとの結果を報告している。しかし，Ⅰ-Ⅴ波間潜時は有意の差はなく，Ⅲ-Ⅴ波間潜時は逆に高齢者が0.15 ms短くなっており，この差も有意か否か疑問が残る。

（2） **振　　幅**　Ⅴ波の振幅についても年齢の上昇とともに小さくなる傾向が報告されている。しかし，その変化は10％以内であり，やはり加齢に伴う感音難聴の影響を考慮する必要がある。

　要するに，50才以上ではわずかな潜時の延長と振幅の減少があるが，性による差より小さく，年令による聴性脳幹反応変化はおそらく高齢者難聴に起因する。

引用・参考文献

1) 鈴木篤郎 監修：聴性脳幹反応―その基礎と臨床―メジカルビュー社（1985）
2) 舩坂宗太郎 監修：聴性脳幹反応ガイドブック，メジカルビュー社（2000）
3) Hashimoto, I, Ishiyama, Y, et al：Electric responses of the brainstem auditory evoked potentials and their alterations in lesions of the VIIIth nerve and brainstem, Neurol. Res, **3**, pp. 167〜194 (1981)
4) Ino, T., Mizoi：Vector analysis of auditory brainstem responses (BSR) in human beings, Arch. Otorhinolaryngol, **226**, pp. 55〜62 (1980)
5) Hashimoto, I.：Auditory evoked potentials recorded directly from the human VIIIth nerve and brainstem：Origins of their fast and slow compo-

nents : Buser, P. A., Cobb, W. A. and Okuma, T. (Eds.), Kyoto-Symposia, EEG [Suppl], **36**, pp. 305〜314 (1982)

6) Rupert, A., Moushegian, G., et al : Unit responses to sound from auditory nerve of the cat, J. Neurophysiol., **26**, pp. 449〜465 (1963)

7) Picton, T. W., Hillyard, S. A. et al : Human auditory evoked potentials, I : Evalution of components, Electoroencephalogr Clin Neurophysiol, **36**, pp. 176〜190 (1974)

8) Achor, L. J., Starr, A. : Auditory brainstem responses in the cat, I : Intracranial and extracranial recordings, Electoroencephalogr Clin Neurophysiol, **48**, pp. 154〜173 (1980)

9) Buchwald, J. S. : Generators : Moore, E. J. (Eds.) : Bases of auditory brainstem evoked responses, pp. 157〜195, Grune & Stratton (1983)

10) Stockard, J., Rossiter, V. S. : Clinical and pathological correlates of brainstem auditory responses abnormalities, Neurology, **27**, pp. 316〜325 (1977)

11) Jewett, D. L. : Volume-conducted potential in response to auditory stimuli as detected by averaging in the cat, Electroencephalogr. Clin. Neurophysiol., **28**, pp. 609〜618 (1970)

12) Davis, H., Hirsh, S. K. : A slow brainstem responses for low-frequency audiometry, Audiology, **18**, pp. 445〜461 (1979)

13) Hashimoto, I. : Auditory evoked potentials from the human midbrain : Slow brainstem responses, Electroencephalogr. Clin. Neurophysiol., **53**, pp. 652〜657 (1982)

14) Velasco, M., Velasco, F, et al : Subcortical correlates of the auditory brainstem potentials in man : Referential EEG responses, Int. J. Neurosci., **17**, pp. 199〜208 (1981)

15) Hashimoto, I., Ishiyama, Y., et al : Intracranial origin and scalp distribution of slow auditory brainstem responses : Nodar, R. H., Barber, C. (Eds.) : Evoked potentials II, Chapter 15, Butterworth-Heinemann (1984)

16) 矢野純，五十嵐明美 ほか：正常出生児における新生児期，乳児期の ABR，Audiology Jpn., **24,** pp. 96〜101 （1981）

17) 矢野純，石田正人ほか：正常出生児における生後1年間の ABR，日耳鼻会報，**86,** pp. 966〜972 （1983）

18) 石田正人：早産児の ABR, Audiology Jpn., **27,** pp. 44〜50 （1984）

19) Starr, A., Amlie, R., et al : Development of auditory function in newborn infants revealed by auditory brainstem potentials, Pediatrics, **60**, pp. 831〜839 (1977)

20) Stockard, J. J., Stockard, J. E., et al : Nonpathologic factors influencing brainstem auditory evoked potentials, Am. J. Electorencephalogr. Technol,

18, pp. 177〜209 (1978)
21) Despland, P. A., galambos, R.：The auditory brainstem response evaluates risk factors for hearing loss in the intensive care nursery. Pediatr. Res., **14**, pp. 154〜158 (1980)
22) Cox, C., Hack, M., et al：Brainstem evoked response audiometry：Normative data from the preterm infant, Audiology, **20**, pp. 53〜64 (1984)
23) McClelland, R. J., McCrea, R. S.：Intersubject variability of the auditory evoked brainstem potentials, Audiology, **18**, pp. 462〜471 (1979)
24) Seitz, M. R., Weber, B. A.：The use of averaged electroencephalographic response techniques in the study of auditory processing, Brain Lang., **11**, pp. 261〜284 (1980)
25) Rowe, M. J.：Normal variability of the brainstem auditory evoked response in young and old adult subjects, Electroencephalogr. Clin. Neurophysiol, **44**, pp. 459〜470 (1978)

11 耳音響放射

　耳音響放射は，先述のように蝸牛の状況を知るのに重要な記録法であるので，章を改めて「耳音響放射，特に蝸牛機能との関連」を略記することとした。なかでも DPOAE は臨床で使用される頻度が多い。

　耳音響放射（otoacoustic emission, **OAE**）については，Kemp が 1978 年にその存在を発表してから，数多くの研究がなされており，その起源は蝸牛基底膜すなわち外有毛細胞の修飾による基底膜振動にあることが，確定されている。すなわち，音が外耳道から内耳に伝わって外有毛細胞の修飾による蝸牛基底膜の振動を引き起こすが，逆のルートとして蝸牛基底膜の振動が蝸牛窓，前庭窓から中耳腔を経て外耳道の空気の振動を生じる。この空気振動を特殊な加算器で記録した波形が耳音響放射である。

　現在，耳音響放射はつぎの 4 種類に分類されている。

1) DPOAE（distortion product OAE）… 蝸牛基底膜の非線形振動の外耳道での記録。一般的には f_1, f_2 という 2 音（ただし $f_1 < f_2$）を与え，$2f_1 - f_2$ の周波数で記録する。DPOAE は中等度の難聴患者まで記録でき，周波数特異性もある程度まで認められる。また DPOAE は，限局した部位の反応を反映し，かつ広い周波数帯域と音の強さの範囲で連続的に計測可能であることから，臨床的に頻用されている。

2) DPSOAE（DP spontaneous OAE）… 音刺激のないときに記録され，個々人で一定の周波数をもつ自発的な OAE であり，出現率は 40％に過ぎない。

3) TEOAE（transient evoked OAE）… クリック音のように，短時間持続

で広い周波数成分に応じて出現する OAE である。

4) SFOAE (specific frequency OAE) … 与えた音刺激と同じ周波数の OAE である。

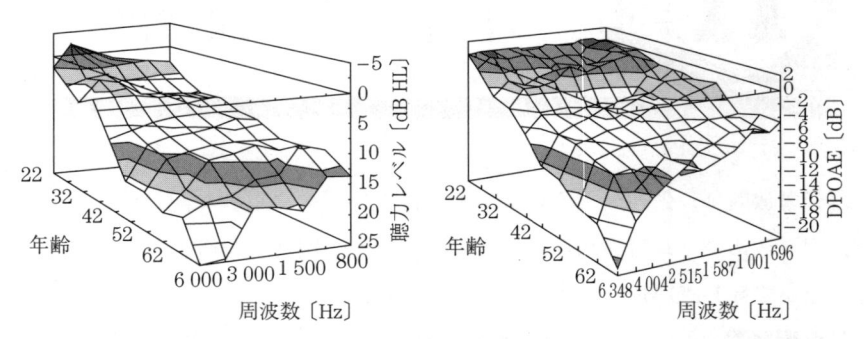

図 11.1 聴力レベルと年齢

図 11.2 DPOAE レベルと年齢（DPOAE レベルは，20〜24 才の 125 Hz〜8 kHz における気導純音聴力閾値が 10 dB 以内であった 74 耳の平均値を基準とした相対値で示したもの）

20〜69 才の 409 耳を対象として DPOAE，聴力閾値と年齢との関係を調べたところ，2 kHz より高い周波数では，20 才代から機能低下が認められ，DPOAE，聴力閾値ともに，年齢に対しほぼ直線的に低下し（**図 11.1**，**図 11.2**），両者の相関は高いことが明らかとなった。しかし，830 Hz，1 001 Hz という周波数では 32 才まで蝸牛機能の低下はなく（図 11.2），DPOAE と聴力閾値との相関は低い（**表 11.1**）。こうして，高齢者での閾値の低下には，蝸

表 11.1 DPOAE と聴力レベルの相関

DPOAE f_2 〔Hz〕	決定係数（1 次回帰）〔r^2〕
830	0.59
1 001	0.66
1 587	0.85
2 002	0.85
3 174	0.96
4 004	0.94
6 348	0.96

牛機能劣化のみならず，聴覚中枢路の関与も示唆された。

一方，dip 型聴力障害，高音急墜型聴力障害を呈した内耳性難聴患者において，それぞれ von Békésy 型聴力図，自覚的周波数弁別能を測定し，また連続周波数別 DPOAE（仮に DP-gram と称する）を求め，von Békésy 型聴力図，自覚的周波数弁別能と DP-gram とが比較検討された（**図 11.3**，**図 11.4**）。DP-gram は聴力閾値ならびに自覚的周波数弁別能低下と有意の相関があることが示された。すなわち DPOAE は内耳機能を示す客観的測定である。

他の種類の耳音響放射も内耳機能を示すものであり，動物実験で内耳研究に用いられているが，臨床上の記録には，前に述べたように制約があって，あまり使用されない。

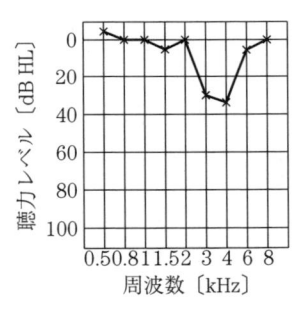

（a）dip 型聴力図を示した内耳性難聴患者の聴力図

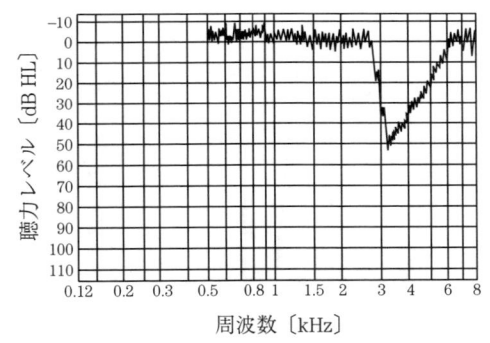

（b）ベケシー・オージオグラム

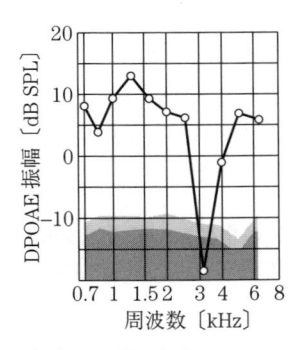

（c）ひずみ成分 DP-gram

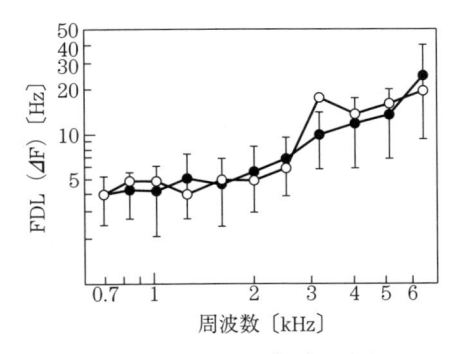

（d）周波数弁別能（○印は患者，●印は若年正常者）

図 11.3 dip 型聴力障害患者に対する結果の一例[1)]

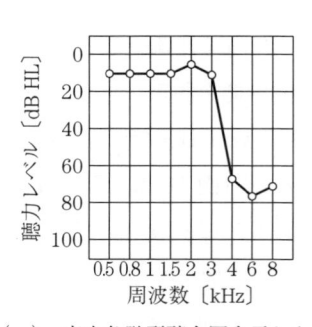

(a) 高音急墜型聴力図を示した内耳性難聴患者の聴力図

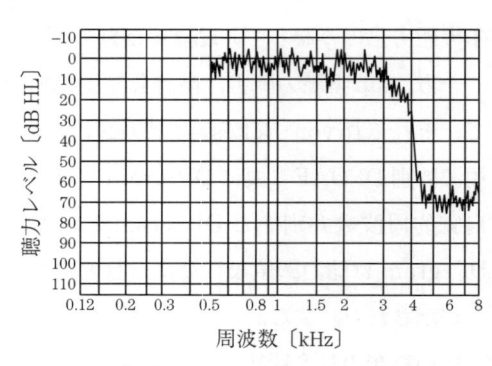

(b) ベケシー・オージオグラム

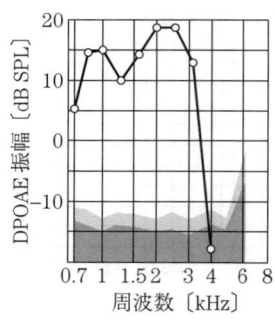

(c) ひずみ成分 DP-gram

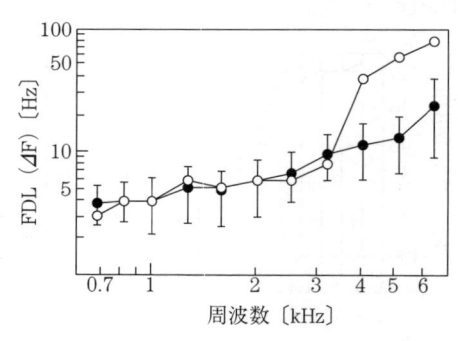

(d) 聴覚心理学的測定で得られた周波数弁別能の図

図 11.4 高音急墜型の患者に対する結果の一例[1]

引用・参考文献

1) 舩坂宗太郎:騒音過剰負荷に対する耐性と受傷性の指標としての歪成分耳音響放射(DPOAE)と道路交通騒音の測定,規制に関する文献的考察,報告書(1997)

III部　聴覚機能の障害

12　乳児の言語習得過程

12.1　音声言語の使用は人間の本能

　さまざまな動物の中で，ヒトだけが言葉でコミュニケーションしている。類人猿のうちで人類のみが未曾有の繁栄をもたらしたのは，「言葉によるコミュニケーション」と「二足歩行で自由となった上肢での道具の製作・使用」である。

　いかなる僻地であっても，人類であるかぎり言葉をもち，子孫に伝えていく。言語科学者 Pinker は，言語の人に及ぼす影響，乳児の言語獲得，大脳における言語処理，言語の変化ないしは進化，などについて研究し，「言語を覚え，使うのはヒトの本能である」と述べている。

　逆に人類に最も近縁で，遺伝子の差が2～3％に過ぎないボノボチンパンジーでも，簡単な道具を使い，養育者の音声模倣はするが，口腔・咽頭・舌などの構音機構が音声言語の発声に適さないので，音声を積極的にコミュニケーションに使おうとしない。彼らのコミュニケーションは，他人（？）の顔の表情と行動観察によってなされ，視覚がコミュニケーションの主体である。ヒトがチンパンジーに言葉（構音機構が音声言語の発声に適さないので，絵文字，図

形またはサインを用いる)を教えた研究があるが，言葉を覚えても，他人(?)はおろか，自分の子にも伝えることはしない。つまり，言語を積極的に使う意志はない。したがって，音声言語のコミュニケーション使用は，ヒトに最も近いチンパンジーでも，本能ではない。

　繰り返して述べるが，音声言語でコミュニケーションすることはヒトの際立った特色である。そこで，「乳児の言語習得はどのようになされるか」を習得経過の順に記載する。

12.2　母親語・養育者語の特徴と役割

　聴覚正常な乳児は，すでに胎児のときから音を聞いており，出生直後から音を聞き分ける能力をもっている。

　生まれてすぐ聞くのは，主として母親の話し掛けである。国または言語のいかんを問わず，どの母親もピッチをやや高くしアクセントやイントネーションを強調して，わが子に話し掛ける。この話し言葉は**母親語**（motherese）といわれる。なお，母親でなくても養育者も同じ話し方をするので，最近では「養育者語」ともいわれる。母親語は乳幼児が注意を払いやすく，模倣の意欲をかき立てる発声である。12.1節に述べたように「言語を覚え，使うのはヒトの本能である」。言語の獲得には，いかなる話し言葉でも一様の過程がある。この過程を，聴覚の正常な乳幼児について記述する。

12.3　乳児の言語発達

12.3.1　乳児の反射的な発声

　さて，乳児が最初の1箇月の間に出す声は，反射的な泣き声，叫び声である。まれに鼻音化された母音に似た音声を出すこともあるが，まだ構音器官が使えず共鳴腔の使用もできないので，これは発声であって言語音声ではない。

12.3.2 生後3箇月の初期喃語

　母親語あるいは養育者語を聞いて，乳児は音声言語への興味をもつようになり，相似た発声が促される。そして生後3箇月ごろから，特に話し言葉を教えなくても母親あるいは養育者のアクセントやイントネーションを真似した声を出すようになる。これは乳児が音声言語に興味をもつからで，この興味は，背を軽く叩く，なでるなどのスキンシップとともに話し掛けることや，母親あるいは養育者の笑顔による話しかけで，より一層高められる。つまり，音声言語の習得には，正常聴力は必須であるが，触覚や視覚の併用も重要である。

　この時期の発声は，口唇・舌・軟口蓋などの構音機構が未発達で動きも未熟なので「クー」と，のどの奥を鳴らすとか鼻にかかった母音に似た発語である。しかし，アクセントやイントネーションは何となく母語に似ている。これをクーイングという。その後6箇月までは，ブーブーとかダーダーとか発声する。この発声は子音的要素から母音的要素への移行がゆっくりで，はっきりしたCV構造がない。CV構造とは，ヒトの音声は一般にC（consonant）に続くV（vowel）で構成されているが，このCV構造の不明確な音声を**過渡期喃語**（marginal babble）という。これは**初期喃語**ともいわれる。

　言語習得は，以上のように会話の重要因子の一つであるアクセントやイントネーションの模倣から始まる。これは意味のあることで，母親または養育者はこの初期喃語から意味を推察して応答し，母子・養育者と乳児間の音声による交流が始まる。この音声による交流で，乳児はさらに音声言語に興味をもち，さまざまな発声を試みるようになる。音声言語によるコミュニケーションは，乳幼児の情緒が安定し，親・養育者の躾で行儀よくなるなど，全人的発育の基礎となるものである。また，笑いに伴う発声も生じるのがこの時期である。

　乳児はアクセントやイントネーションを聞いて，感情が変化する。生後わずか4日目のフランス乳児はフランス語を聞いているときは，ロシア語を聞いているときよりよく乳を飲み，さらにロシア語からフランス語に変えたときはフランス語からロシア語に変えたときより，乳を吸うのが強くなったという観察がある。要するに乳児はきわめて早期に言語の特徴を聞き分けているとしてよい。

12.3.3　生後7〜10箇月の基準喃語

　生後7〜10箇月の乳児は，音声言語の基礎となる発声をするようになる。例えば「ババ」，「ダダ」のように，より明瞭なCV構造あるいはV構造の音節の反復発声で，これを**基準喃語**（canonical babbling）という。基準喃語を構成する子音は，2才までは/p, b, m, n, w/，3才までは/t, d, k, g, h, f, s, j/，4才までは/ʃ, v, z, r, ts, dz/であるとされている。これらの基準喃語の構成子音は日本の乳幼児でも多少の差異はあるにしても，多くは共通していると考えてよい。

　この後，生後11〜12箇月ごろから「パン」，「バイ」など異なる音節を組み合わせて発声するようになる。またイントネーションも多様となり，話しているような発声となる。英語でjargonというのはこれである。

12.3.4　個体語から共通語へ

　生後1年前後から，物を指して言葉をいう。ただし，これは乳児によって発語が異なり，個体語と称される。個体語の意味は母親しか理解できないことが多いが，乳幼児の「音声言語による意志伝達の始まり」であり，音声言語による母子交信の開始である。乳幼児の個体語は，養育者の「無意識な共通語の反復によるいい返し」で乳幼児自身によって矯正され，2才ごろから乳幼児は共通語を話すようになる。しかし，まだ不明瞭な発音もあり，他人の成人と会話できるのは，3才ごろである。なお，以上の言語習得における時期経過には多少の個人差がある。

　乳幼児の音声言語理解の程度は，発語より進んでいる。すなわち，大脳での言語理解処理系の発達は，発語統御系より一歩先んじている。言葉は，大脳で単語・短文・統語が覚えられ，ついで同じ順，すなわち単語・短文・統語と発語されて，音声言語としてコミュニケーションに使用される。語音を一語ずつ明瞭に発音させる言語教育がいかに空しいものであるかは，以上の事項から明瞭である。すなわち，正常なイントネーションやアクセント，明瞭な発語には，聴覚フィードバックによる意識的・無意識的な言語習得訓練（乳幼児の側

からみれば「発語の真似」）が重要であるが，一語一語の発音練習では言葉を覚えられない。

　私たちが物心ついたときは，言葉を話している。「発声教育」されて話せるようになったのではない。養育者の「乳幼児への音声言語の浴びせかけ」，友人間での「音声言語のやりとり」で，音声言語を習得したのである。このことは，音声言語の浴びせ掛けがいかに重要であるかを物語っている。音声言語の浴びせ掛けの重要性は，青少年から成人までの外国語習得（音声言語使用のための）でも同じである。いうなれば，聴覚は音声言語習得に必須なものである。言語習得過程の要約を記せば以下のようになる。

12.3.5　聴覚正常な乳幼児の言語習得過程の要約

　箇条書きとして，聴覚正常な乳児の言語習得過程を以下に記す。ただし，これはあくまでも標準であって，多少の個人差がある。

1) 3〜6箇月で初期喃語，6〜10箇月で基準喃語
2) 1年で言葉らしい発音，しかし，呼称は個々で異なり個体語の段階
3) 2年で約50〜100の共通語
4) 3年で約1 000の単語を覚え，統語もほぼ完成し，大人と会話可能
5) 4年で音声言語使用は一応の完成

12.4　音声言語習得における年齢の壁と大脳聴覚領のニューロン結合

　音声言語の習得には年齢の壁があって，一応5才といわれている。周知のことであるが，3〜5才までにアメリカに移住して育った者はアメリカに生まれ育った人達に比し，会話はもちろん学業においてもなんら遜色がない。逆に，10代でアメリカに移住した，かの有名なヘンリー・キッシンジャーは最後までドイツ訛りが残っていた。さらに，ナチス・ドイツで有名なロケットV2を製作し，戦後アメリカで流体力学とくに蝸牛の流体力学に貢献したユルゲン・トーンドルフ教授も，日本人の筆者でもわかる強いドイツ訛りの英語であった

(親しい友人の言葉によると，トーンドルフ教授はやや nationalistic であるため)。

　大脳聴覚領の組織学的研究で，インパルス伝達が速くなる神経線維の髄鞘化とニューロン間の結合の成立時期は，5才前後であることが近年判明された。これは5才といわれている音声言語の習得の壁と呼応している。

　音声言語習得における年齢の壁を実証する一例を挙げる。それは Isabelle という子である。彼女が6才半のとき，脳障害のため話ができない母親の養育に加えて，音声言語訓練がなされた。それから1年半後に，彼女は1500〜2000語を覚え，文法的に完全な短文を話せるようになった。もちろん，後には疑問詞や関係代名詞・関係副詞の入った複文も可能となった。このように，彼女は基本的な語彙・統語を1年半で覚えたので，近いうちに普通の子と同じレベルになると予想されている。言語習得が始められたのが，5才ではないにしても，それに近い6才半という早い時期であったのが，この理由である。

　一方，この事実のいわば反面教師と考えられる実例も，近年報告されている。反面教師的な実例の第一例は，Genie という少女で，奇矯な性格の父とそれに盲目的に従わざるを得ない母とに養育された子である。彼女は，地下室でベビーフードのみを与えられ，戸外で遊ぶことはもちろん，母親ですら彼女と話しをするのを禁じられていた。警官が彼女を救出したのは，1970年彼女が13才半のときである。彼女の家は，ロサンジェルス，カルフォルニア州にあるので，救出後多くの医師，言語訓練士が言語訓練に関わった。しかし，彼女がいえたのは，不正確な3〜5語文で，統語は一生不能であった。

　実例の第二例は，先天性高度難聴の Chelsea である。不幸にも，彼女は「精神発達遅滞」あるいは「情緒障害」と見なされて成人となった。しかし，両親にはわが子が「精神発達遅滞」あるいは「情緒障害」とは信じられないので，多くの医師の診察を仰いだ。彼女が31才のとき，優れた精神科医に出会い，この医師は，彼女が精神的にも情緒的にも異常なく，「聴力障害をもつに過ぎない」と判断し，的確に補聴器を装用した。こうして彼女は正常に近い聴力を得るに至った。しかし，強力な言語訓練でも，言語による知能検査は10才程

12.4 音声言語習得における年齢の壁と大脳聴覚領のニューロン結合

度のレベルを示すに至ったが，会話は単語の羅列で統語は異様であった。

　大脳の聴覚領の神経線維は，生後5才で髄鞘化(ずいしょうか)（神経線維が髄鞘をもつことで，この髄鞘化でインパルスが髄鞘間隙を飛び飛びに伝わり興奮速度が速くなる）ならびにニューロン間結合が完成する。この神経線維の組織学的発育には，聴覚刺激が関与する。聴覚刺激がまったくないと，ニューロンの数は異常となり，ニューロン結合も遅れ，また正常でない結合となる。例えば，シナプス部位にインパルスを送るシナプス前細胞とインパルスを受け取るシナプス後細胞の興奮がほぼ同期しているときは，両細胞間のシナプス伝達効率は高まっている。これには，神経細胞が髄鞘をもち，前述のインパルスが髄鞘間隙を飛び飛びに伝わるという速い興奮伝達形式も，一役買っている。逆に同期しない細胞間のシナプス伝達は，脱落していく。このようにして，聴覚領の神経線維間連絡の構築は出来上がっていき，5才前後で完成する。

　前にも述べたが，音声言語の習得年令の限度と大脳聴覚領の組織学的完成，すなわち髄鞘化・ニューロン結合の完成は，ほぼ一致している。言語発達の年齢的な壁がほぼ5才というのは，臨床的実例と大脳聴覚領の組織学的研究の両者からみて確実である。

　補聴器は高度・重度難聴，先天聾の乳児の言語習得には役立たない。また，口話または読話などの補助手段では，音声会話獲得はできない。これらの乳児に対しては，人工内耳の早期装着と正しい言語習得訓練が必須である。これについては，13章で触れることにする。

13 先天聾・高度重度難聴児の言語習得

　12章に，正常な聴覚をもつ乳幼児の音声言語発達の過程を述べたが，先天聾・高度重度難聴乳幼児の言語習得は，正常乳幼児と著しく異なり，音声言語習得不能な例も多い。これは先天聾・高度重度難聴乳幼児の内耳は，外有毛細胞の発達が不良で，コルチ器が載っている基底膜の修飾機能が劣っているからである。その結果，音の閾値のみならず音を分析する機能も低下し，音声言語の聞き分けが十分でなく，補聴器装用・視覚併用（読話または口話）でも，音声会話は覚えられない。

　多くの親は，わが子が先天聾・高度重度難聴と診断されると，聾学校（幼稚部）への入学を考える（2003年当時）。しかし，補聴器による聾児の言語教育では，音声言語の聞き分けが十分でないので，聴覚が言語習得の主体でなくなり，補助手段として視覚（読話または口話）に重点が置かれる。しかし，他人の口の動きや顔の表情で音声を類推する読話では，視覚によって音声言語の読み取りをしているため，音声言語を双方向のコミュニケーション手段として使うことはできない。さらに，普通小学校に入学できない（これは教育委員会が決定する）のが普通である。そのため聾児は聾学校に入学し，音声会話に曝露される機会が少なくなる。そうして聾唖として成人する。音声会話が不能であれば一般の社会生活が困難となる。

　繰り返すが，一語一語を発声させる先天聾・高度重度難聴乳幼児の言語習得は，正常な聴覚をもつ乳幼児の音声言語発達とはまったく異なる。

　まず先天聾，言語習得前の後天聾・高度重度難聴児の言語習得の概要を述べる。

1）聾や高度重度難聴の乳幼児は，例え補聴器で大きな言語音を入れても，

イントネーションやアクセントが聴き取れない。イントネーションやアクセントは音声言語の自然さに必須のものである。これらが覚えられなくては，自然な会話ができない。

2) また，語音の聴き取り弁別もできないから，音声言語による単語や文も習得できない。したがって，話し言葉はわからず会話ができない。

3) 補聴器で音声言語が聞き分けられる難聴の程度は，1994年Storongらの2 055人の難聴幼児についての調査結果から，70 dBとの結論となった。同年FDA（米国食品医薬品管理局）も補聴器の有効性は70 dBまでの感音難聴と規定した。現在では全世界的に70 dBと規定されている。日本でも補聴器取扱い店の基準として，補聴器有効の限度は70 dBとされている。

4) 高度・重度の難聴には，増幅器にすぎない補聴器と身振り・手振りや読話（または口話）の補助手段のみでは，音声言語による会話は無理である。

5) 母親語（養育者語）が聞き取れない高度・重度難聴，先天聾の乳児でも，初期喃語は出る。しかし，音声言語が入力されないため，また自己の発音が聴覚でフィードバックされないため，発声への意欲がなくなり，初期喃語が音声言語に発展しない。ただ，感情による発音，例えばギャーとかバーとかいう叫び声のみは出る。

母親（養育者語）との音声言語によるコミュニケーションがなされず，手真似・身振り・動作のみでのコミュニケーションとなる。ヒトの乳幼児の特徴として，このコミュニケーション手段のみでは情緒が不安定となり，粗暴，過剰な動き，協調性のなさなどが目立つ。

最新のデジタル補聴器でも，外有毛細胞伸縮による蝸牛基底膜の細かな周波数弁別機能までは補償できず，音声言語の聞き分け能力は向上しない[†]。つま

---

† すでに言葉を覚えた後，聾や70 dB以上の高度難聴になった後天聾にも，デジタル補聴器は無効である。ただし，勘がよく口話・読話の巧みな後天聾成人では，80 dBの感音難聴でも補聴器を使いこなし，会話ができる人がいることは否定できない。ただし，このようなケースは例外的である。

また，発声時に，その発声の主たる構音部位を指し示すcued speechも会話の聴き取りのよい補助法であるが，大脳に発声や音声言語理解の機構が十分形成されていない聾・高度難聴幼児の音声言語聞き分けには，無効である。

り，デジタル補聴器も，聾や高度・重度難聴の乳幼児には，無効である。

なお，音声言語習得後の成人でも，cued speech の指示を見て，日常会話を行うのは困難である。

6) 先天聾，高度・重度難聴幼児への対策として，人工内耳を2～3才台に埋め込み，正しい言語訓練を行うことが，現在では唯一の方法である。人工内耳装着乳幼児の言語訓練過程を要約し，箇条書的に記載すれば，つぎの通りである。

1) イントネーションやアクセントの真似
2) 単語あるいは2～3語からなる短文の聞き分け
3) 単語あるいは2語短文の発語
4) 正しい統語での短文発語
5) 会話の練習すなわち言葉のやりとりの機会を十分につくる

なお，先天聾，高度・重度難聴乳幼児は，視覚にたよる傾向をもっているので，話者の口形は見せないこと，身振りや手真似はしないこと，また先天聾，高度・重度難聴乳幼児の身振りや手真似は無視することが重要である。人工内耳装着乳幼児に一番長く接している母親も訓練に参加し，家庭でもこの言語訓練方法で，言葉を育てていくことが必須である。

子が聞き分けたり，発語したときは，笑顔で頭をなでる，背を軽く叩くなどのスキンシップを併用し，また飲み物，お菓子を与え，音声言語使用の意欲をもり立てるようにすることが肝要である。このスキンシップには，家族，近所の大人達も協力することが望ましい。

このようにすれば，先天聾・高度難聴幼児でも会話，すなわち音声言語によるコミュニケーションをすることが可能となり，8～9割が普通小学校に入学できる。現にチルドレン・センター（東京）†では，学齢期に達した幼児全員が普通小学校に入学できている。米，英，独でも8～9割が普通小学校に入学しており，彼ら彼女らは健常人と同等な社会人に育つことが期待されている。

---

† なお，チルドレン・センター（東京）は経済的事情や舩坂の加齢のため，2003年末をもって閉鎖した。

14 聴覚経路の各部位の機能低下

14.1 はじめに

　聴覚中枢路とは，聴神経から始まり，聴神経核，上オリーブ核，台形体核（生理学では主な機能が明らかとなっている上オリーブ核と同義に使われる），外側毛帯，下丘，内側膝状体という脳幹の聴覚中枢核を経て，大脳の側頭葉にある聴覚野を指す（図5.4）。ただし，音声言語を理解するには，このほか前頭葉，頭頂葉，海馬，基底核など大脳各部の協調的な働きが必要である。本章では，以上の各部の機能低下について述べる。

　高齢化社会になり高齢者難聴が増加している。高齢者難聴は高齢による各聴覚中枢の機能低下に由来する。したがって，本章では高齢者難聴も合わせて記述する。

　高齢者の聴覚機能の衰えは，主に神経系の老化・変性による。聴器の振動系，例えば鼓膜や鼓膜の振動を内耳に伝えるツチ骨，キヌタ骨，アブミ骨からなる耳小骨連鎖は，老化による線維性硬化のため多少の振動制限が起こるが，聴力に影響を与えるほどのものではない。

　聴器の神経系とは，蝸牛の有毛細胞，聴神経から始まり，脳幹の聴覚中枢路を経て，大脳の側頭葉にある聴覚領を指す。この系の活動を要約すれば，蝸牛は音声の分析と神経活動への変換，脳幹は神経活動に変換された音声情報のコーディング，大脳は音声情報のデコーディングと意味の聴き取りを行なう。高齢者難聴ではこれらの働きがすべて衰えている。なお，音声言語を理解するに

は，このほか前頭葉，頭頂葉，海馬，基底核など大脳各部の協調的な働きが必要である。以上の各部にわたる機能低下が，高齢者難聴の特徴である。

このため高齢者難聴では，単に小さい音や音声が聞こえないだけでなく，やや大きい言葉でも音声の聞き分けが十分でないので，音声理解に時間がかかるという特徴がある。また，会話の内容を推定して理解すること事態，多くなる。

ある程度進んだ高齢者難聴には，音の増幅器にすぎない補聴器は有効ではない。

14.2 蝸牛の機能とその劣化

14.2.1 蝸牛基底膜の振動

蝸牛の外リンパ液の振動は，鼓膜の動きを蝸牛に伝えるツチ骨，キヌタ骨，アブミ骨の中で，蝸牛に接しているアブミ骨の振動により引き起こされる。外リンパ液の振動は，基本的には外リンパ液，蝸牛の内腔，そして蝸牛内腔の中央にある基底膜の物理的条件によって規定されるものである（図4.10）。しかし，健常な蝸牛では，入力音で生じる外有毛細胞の自発的伸縮によって，基底膜の振動が修飾される（図4.10）。この振動修飾で，蝸牛の基底膜は入力音に対し基底膜の特定部位が大きな振幅をもって振動し，また刺激音の周波数に応じて鋭く同調する。この拡大振幅と鋭敏な同調を蝸牛増幅，そして蝸牛増幅をもつ蝸牛を能動蝸牛と称する。また，蝸牛の複合音の分析機能について，構成周波数の明らかな合成母音を刺激音として調べると，蝸牛はフーリエ解析に似た解析を行なっている。

14.2.2 蝸牛機能の劣化

〔1〕 聴力閾値の低下

内耳性難聴の聴力の低下は，高周波数に応じる部位で次第に聴力損失が大きくなることが多い。このような難聴を高音漸傾型難聴という。

蝸牛の深部まで到達するのは低周波音に限られているが，高周波数の受けもち部分である入口では，すべての入力音が基底膜振動を生じる．いうなれば，入口はすべての入力音で振動させられており，基底膜の上の有毛細胞やコルチ器はつねに興奮させられている．このことが高音漸傾型難聴の理由の一因と考えられる．事実，高音漸傾型難聴は高齢者難聴のみならず，さまざまな原因による感音難聴によくみられる．

500 Hz の閾値＋2×1 000 Hz の閾値＋2 000 Hz の閾値を 4 等分した値を，平均聴力レベルという．平均聴力レベルは，音声言語の周波数帯域での音圧分布の大半を包括した値であるので，以下のように聴力障害程度と日常生活の音声の聴き取り状態との間に緩やかな並行関係がある．

1) 正常聴力 → 平均聴力レベル 20 dB HL 以内 … 会話には不自由なし
2) 軽度難聴 → 平均聴力レベル 20 〜 50 dB HL … 小声が聴き取れない
3) 中等度難聴 → 平均聴力レベル 50 〜 70 dB HL … 普通の会話が聴き取れない
4) 高度難聴 → 平均聴力レベル 70 〜 90 dB HL … 大声の会話が聴き取れない
5) 重度難聴 → 平均聴力レベル 90 〜 100 dB HL … 耳元の大声も聴き取れない
6) 聾 → 平均聴力レベルが 100 dB HL … 日常音は聴こえない

より詳細にいうと，軽度難聴では，母音の聞き分けにはさしたる障害はないが，子音の一部，とくに/p/,/t/,/k/,/s/の聴き取りに障害がある．中等度難聴では，母音の聞き取りも困難となり，子音は，エネルギーが長く大きい/h/,/m/,/n/でも聞き分けにくい．このため，普通の会話音声が聞き取れない．高度難聴では，大声の会話でも，文や単語が聴き取れない．すなわち，中等度難聴以上の聴力障害は普通会話に障害を覚え，いわゆる **QOL** (quality of life) が低下した状態である．

高齢者の純音聴力レベル（平成 12 年度）を**図 14.1** に示す．図 (a) より，若年層ではすべての周波数において，ほとんど聴力レベルの低下がないが，加齢

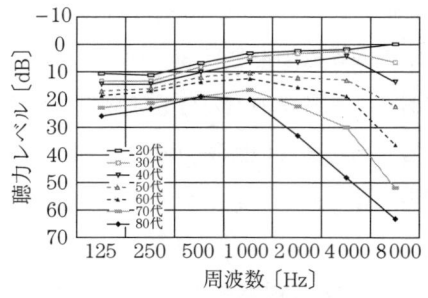

14. 聴覚経路の各部位の機能低下

(a) 年代別平均の聴力図

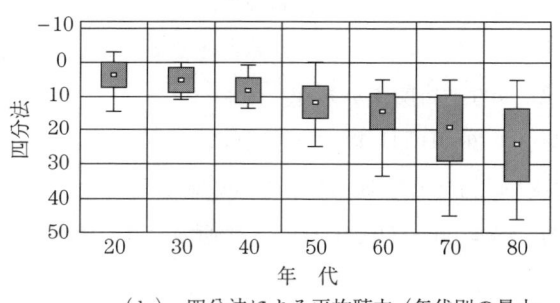

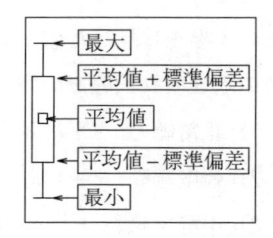

20代	30代	40代	50代	60代	70代	80代
21人	21人	20人	30人	66人	55人	16人

(被験者数)

(b) 四分法による平均聴力（年代別の最大，最小，平均値，標準偏差）

図 14.1 高齢者の純音聴力結果

にともなって全周波数域で聴力レベルが低下する。40代から徐々に聴力レベルは低下し，70代以降は急激に低下する。特に 2 000 Hz 以上の高い周波数域で大きく低下しており，高齢者難聴の特徴がよく現れている。また，高齢者になるほど個人差のばらつきが大きくなることがわかった。

高齢者の難聴は，なぜ高音漸傾型になるのか，また性差があるのかについては，いまだに不明である。とにかく老化により，基底膜上にあるコチル器の変性萎縮がみられる。このため高齢者難聴では，単に閾値の低下のみならず，周波数弁別能の劣化，補充現象（刺激音の強さの増加に応じ，ラウドネス感覚の異常増大がみられる現象）が生じる。補充現象や周波数弁別能の劣化は，高齢者難聴に限られた特徴ではなく，コルチ器の障害による感音難聴にみられる症状である。

〔2〕 補充現象（リクルートメント現象）

補充現象（リクルートメント現象）は，先述のように刺激音の強さの増加にくらべて，ラウドネス感覚が異常に増大する現象である。補充現象の存在は蝸牛の有毛細胞障害を示す。前に記載したように，外有毛細胞は入力音に対し基底膜の振動を修飾して，鋭い振動部位つまり周波数範囲の狭い基底膜振動を生じる。刺激音の増加に伴い，この狭い基底膜振動での振幅増加が，通常のラウドネス増加を引き起こす。ところが，この鋭い振動部が消失すると，鋭い振動部位のラウドネス増加ではなく，広範囲の基底膜振動の増加によるラウドネス感覚の異常増加が引き起こされる。これが補充現象である。

補充現象は，すでに1803年に報告されている。しかし，量的に測定され注目を引いたのは，1920年代である。1937年には，**ABLBテスト**（alternate binaural loudness balance test）と呼称された検査方法が確立された。さらに，ベケシー型オージオメーターによる測定，刺激音の振幅増加に対する認知閾値を測定する**SISIテスト**（short increment sensitivity index test）が生まれ，1950年代より補充現象テストは普及された。

〔3〕 **周波数弁別能低下**（耳音響放射による他覚的計測）

蝸牛障害により，蝸牛増幅が消失し，周波数弁別能が低下する。近年，この周波数弁別能の劣化については，耳音響放射の記録やtuning curveによる周波数分解能検索法により，ヒトでも客観的に求めることができるようになった。tuning curveとは，ある周波数の音がさまざまな周波数（横軸）の遮蔽雑音で聴こえなくなる遮蔽雑音の強さ（縦軸）で表現した図で，周波数分解能の鋭さによって曲線が急峻，あるいは緩徐に示される。

OAEとは，音が蝸牛の振動を引き起こすのと逆の経路を辿って生じた，蝸牛窓の振動による外耳道の空気振動である。蝸牛窓の振動は蝸牛基底膜の振動を生じるが，OAEは蝸牛窓の振動による外耳道の空気振動である。したがって，この外耳道の空気振動の客観的記録から，蝸牛内振動を推測することができる。

著者がリーダーとなった研究によれば，自覚的応答による周波数弁別能検査

で，周波数弁別能が劣化している周波数帯は，**ひずみ成分耳音響放射**（distortion product oto-acoustic emission, **DPOAE**）の値も低下していた。しかも，自覚的応答による周波数弁別能低下の程度は，ひずみ成分耳音響放射値の低下と並行していた。耳音響放射，少なくともひずみ成分耳音響放射によって，1 587 Hz 以上の周波数では蝸牛機能異常を客観的に測定・記載できる（図 11.2, 表 11.1）。

14.3　脳幹での機能劣化

14.3.1　脳幹での音声コーディング

聴神経は，2万数千本の神経線維で構成されている。蝸牛で分析された音声情報は，聴神経線維の興奮インパルス（神経生理学では神経線維のインパルスまたはインパルス発火という語がよく使われる）の周波数別ならびに頻度別パターンとして，聴覚中枢路に伝送される。

聴神経と大脳の間には，脳幹という神経機構があり，この部の聴覚神経路には核と呼ばれる神経細胞の密集している部位がいくつかある（図 5.6）。聴神経線維のインパルスは，まず脳幹の入り口である聴神経核に伝えられる。なお，核を経由すると，通常，神経細胞の活動によるインパルス発火パターンは変化する。これが脳幹でのコーディングである。

聴神経核でのインパルス発火パターンの変化を，以下に示す。すなわち，純音に対し聴神経と同じく連続したインパルス発火パターン（sustained type）もあるが，音の始まりにのみ高頻度でインパルスを出し，その後低頻度になるかまたは発火しないパターン（on type），インパルス発火頻度が周期的に変化するパターン（chopper type）などが現れる（**図 14.2**）。

脳幹の上位核（例えば上オリーブ複合体）になると，sustained type はきわめて少ないかあるいはなくなり，代わりに音の始まりにのみインパルスを出す on type，音の終わりのみインパルスを出す off type が見られる。これが脳幹におけるコーディングである。ただし，これらのコーディングと言語理解の過

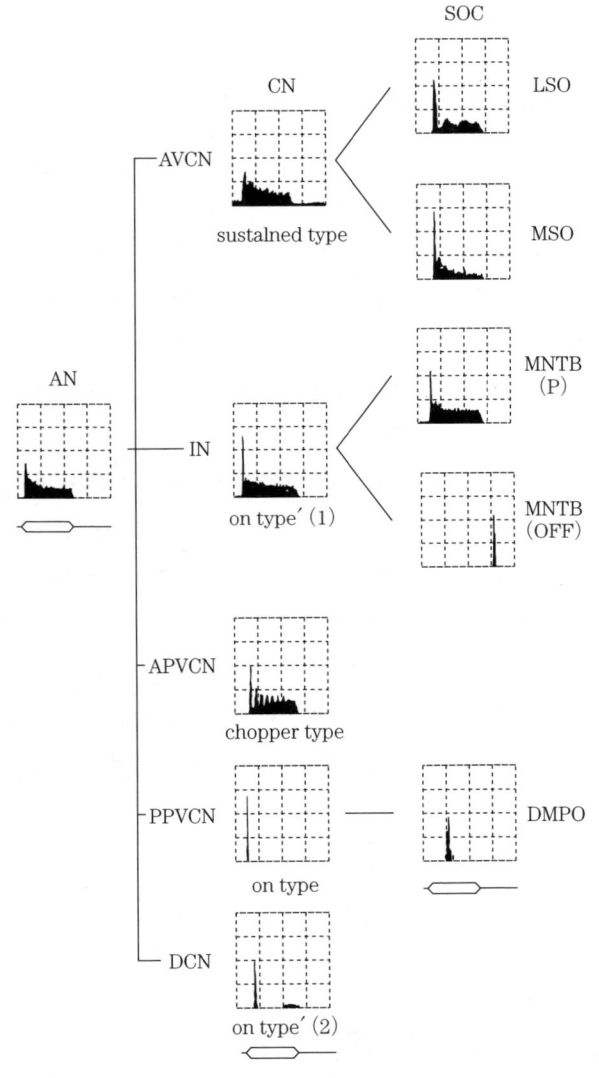

音は 2.5 ms の開始・終止時間をもつ 25 ms 持続のトーンバースト。
音の強さは DG，特徴周波数は CF で示した。

図 14.2 聴神経の興奮パターン（左側），聴神経核の神経細胞興奮パターン（中央），上オリーブ核の神経細胞興奮パターン（右側）

程との関連は，いまなお不明である。

14.3.2 聴性脳幹反応の変化

聴性脳幹反応は，聴神経および脳幹の各核すなわち蝸牛神経核，上オリーブ核，下丘に生じた音に対するインパルスの同期発火による脳波上の変化を記録したものである。聴性脳幹反応は図5.1に示したようにいくつかの波で構成され，潜時の短い順にⅠ波，Ⅱ波，Ⅲ波，Ⅳ波，Ⅴ波と称される。Ⅰ波は聴神経，Ⅱ波は聴神経核，Ⅲ波は台形体核，Ⅳ波は外側毛帯，Ⅴ波は下丘の興奮に由来する（図5.1）。一般にⅠ波，Ⅲ波，Ⅳ波が明瞭に記録されるので，これら三つの波が，臨床検査の指標として用いられる。

若年正常聴力者40耳，壮年の内耳性難聴者58耳，聴覚中枢路全体にわたる障害がある60才以上の高齢難聴者58耳について，聴性脳幹反応の各波および各波形間の潜時を計測し，統計的有意差が検討された（**図14.3，表14.1，表14.2**）。この検討から，内耳性難聴者では聴力が低下するにつれてⅠ波潜時のみが延長するのに対し，60.1 dB HL以上の高齢難聴者では，Ⅰ-Ⅲ波間潜時が正常聴力者とは5％，内耳性難聴者とは1％の有意差をもって延長している。このことは，高齢難聴者では脳幹下部（Ⅰ-Ⅲ波間潜時）での聴覚中枢路

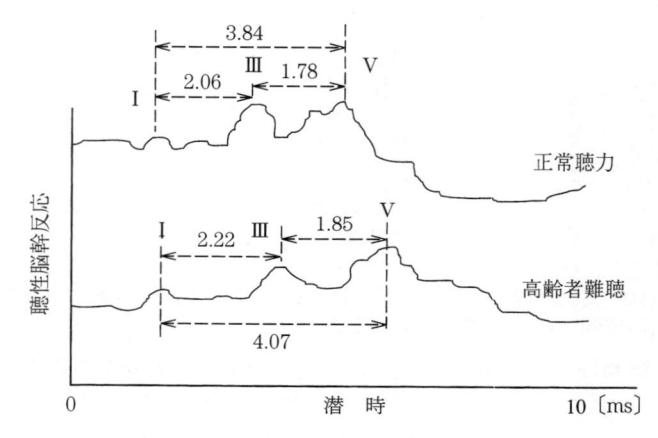

図14.3 聴覚正常者と高齢難聴者の聴性脳幹反応（ABR）の比較[1]

表14.1 正常聴力と高齢者難聴の聴性脳幹反応の各波潜時の比較

	正常聴力	高齢者難聴 ～20.0 dB	20.1～40.0 dB	40.1～60.0 dB	60.1 dB～
I	1.468 ±0.114	1.585* ±0.134	1.580** ±0.122	1.570 ±0.184	1.821*** ±0.299
III	3.617 ±0.129	3.785 ±0.150	3.766 ±0.216	3.784 ±0.197	4.200*** ±0.354
V	5.448 ±0.207	5.720** ±0.188	5.637* ±0.253	5.638** ±0.222	6.003*** ±0.335
I-III	2.149 ±0.093	2.197 ±0.085	2.168 ±0.172	2.213 ±0.145	2.378* ±0.349
III-V	1.831 ±0.125	1.934 ±0.165	1.871 ±0.168	1.854 ±0.202	1.803 ±0.239
I-V	3.980 ±0.183	4.134* ±0.155	4.040 ±0.216	4.072 ±0.189	4.181* ±0.298

・単位は ms，＊＊＊は0.1％，＊＊は1％，＊は5％の有意水準を表す

表14.2 内耳性難聴と高齢者難聴の聴性脳幹反応の各波潜時の比較

	20.1～40.0 内耳性	高齢者	40.1～60.0 内耳性	高齢者
I	1.600 ±0.205	1.580 ±0.122	1.756 ±0.248	1.570* ±0.184
III	3.760 ±0.092	3.766 ±0.216	3.824 ±0.251	3.784 ±0.197
V	5.640 ±0.161	5.637 ±0.253	5.660 ±0.231	5.638 ±0.222
I-III	2.160 ±0.144	2.168 ±0.172	2.068 ±0.147	2.213** ±0.145
III-V	1.880 ±0.110	1.871 ±0.168	1.836 ±0.168	1.854 ±0.202
I-V	4.040 ±0.215	4.040 ±0.216	3.904 ±0.133	4.072* ±0.189

・単位は ms，＊＊は1％，＊は5％の有意水準を表す

の退行変性が上部（III-V波間潜時）より重いことを推定させる．また，聴覚中枢路全般の障害者では，脳幹でのコーディングに時間を要することが明らかとなった．

14.4 大脳における劣化

14.4.1 病理組織学的変化

聴覚中枢路の高齢化による組織学的変化は，つぎのように要約される。すなわち，① 聴覚路のニューロンの減少があるが，軽度であり特に大脳皮質下の内側膝状体では軽微である。② 中枢路の体積減少と樹状突起の変性消失が認められる。③ 細胞間に老人斑と呼ばれる球形の沈着物が出現する。④ ニューロンの内部構造も変化し，例えば記憶と学習に重要な海馬の細胞は変性として知られる螺旋状フィラメントの束で埋れ始め，ニューロンの活動が低下する。また，大脳ニューロン細胞内にリポフスチンと呼ばれる色素が増える。この色素は脂肪が多い内部膜が不完全に消化されてできたものと考えられる。⑤ ニューロンや神経突起を成長させる因子（NGF）を分泌する細胞が増加する。

14.4.2 機能の劣化

かつては高齢によって生じたニューロンの変性は修復不能といわれていた。しかし，近年では新たなニューロン結合の再生が認められている[†]。もっともこの再生は大脳の老化をすべて補償するものではなく，大脳の重量は加齢につれて減少する（図14.4）。しかし，「脳は老化しても心は衰えない」ことも事実である。例えば，**PET**（positron emission tomography-陽電子の密度から脳の局所血流量を測定し，脳の活動状況を映像化する検査法）で調べると，80才台の健康高齢者の脳の活動は20才台と同じであることが，明らかとなっており，これはいまや常識となっている。ただし大脳全体，特に記憶の座といわれる海馬のニューロン変性のため，言語の照合に遅れを生じることは事実であ

[†] また，かつてはニューロンに栄養を与えるのみとされていたグリア細胞がニューロンと，またグリア細胞同志でニューロン情報を利用していることがわかり，ニューロン情報を変化する場合がある。そしてニューロン修復や記憶について重要な役割を果たしていると考えられるようになった。

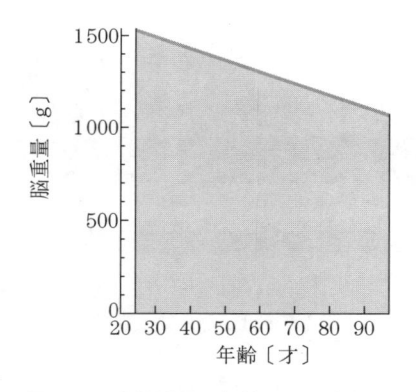

図 14.4　大脳重量の加齢による減少[2),3)]

る。例えば，単語の識別能力は，70才台で80％前後，80才台で70～75％になる。また，無意味文の正答率は70才台で80％前後，80才台で40～60％に低下する。母音の識別認知速度について，ア，イ，ウ，エ，4母音については，60才以上の高齢者群では若年者群にくらべ，識別限界速度が倍になっている。

　なお会話は，相手の話を聞いて連想を浮かべ，対応した発話をするという連続した交互作用で成立する。これには側頭部後頭部の連合領，前頭葉そして頭頂葉の活動が必要で，いうなれば，会話のやりとりでは脳のほぼ全体が働かねばならない。

　聴覚中枢路の障害では，聴神経の相互連絡・抑制の機能障害による識別能力の低下と脳幹の諸核におけるニューロン変性（**図 14.5**）による認知能力の低下がある。

　また高齢者の音声認知では，蝸牛外有毛細胞の障害による識別能力の低下，そして脳幹でのニューロン変性のための認知能力の低下があることは多くの研究で一致して認められている。音声刺激は時系列の情報であるので，認知速度ならびに前述したように言語照合の遅れによる識別能力の低下が，高齢者の聴覚的特徴である。

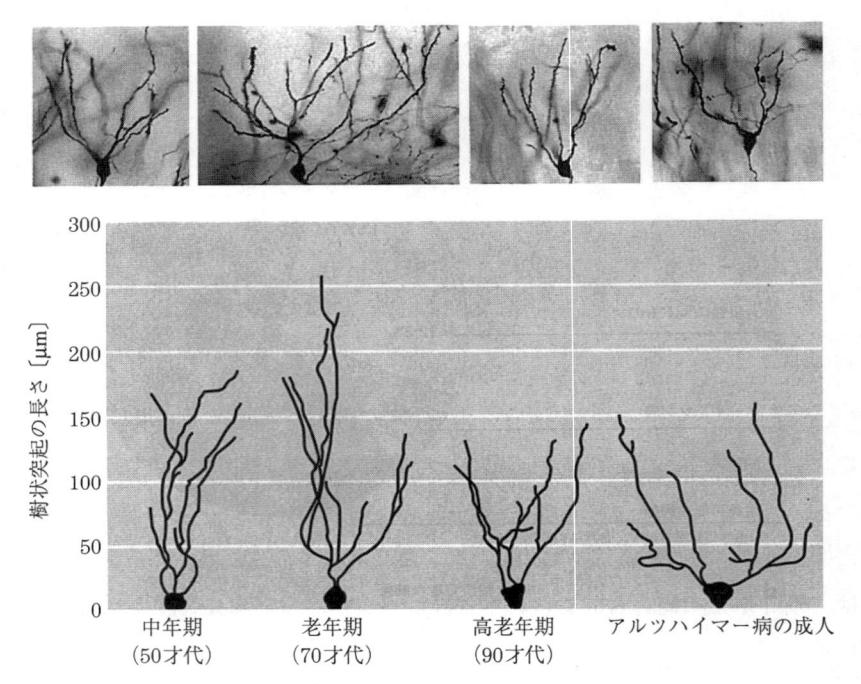

160　14. 聴覚経路の各部位の機能低下

図14.5　海馬のニューロンの年齢による変性[2),3)]

左から順に，50才，70才，90才の健常老人とアルツハイマー病患者のものである。ロチェスター医科大学のフラッドとコールマンは，樹状突起の平均の長さが，健常人では中年から初老にかけて増加し，その後縮退することを見いだした。この正常での変化は，年齢に応じた変化を代償するための脳の働きであろうと思われる。アルツハイマー病の患者では，そのような成長は見られない。

14.5　高齢者難聴によるハンディキャップと対策

　高齢者難聴によるハンディキャップについては，イギリスで500人についての調査がある。それによると「テレビがわからない」が1位を，「会話に困る」が2位を占めている。少人数ではあるが，わが国での調査も「家族との会話に困る」，「テレビやラジオがわからない」がほかの項目を大きく引き離して1，2位を占めた。つまり高齢者の難聴によるハンディキャップは，前に述べたことから推測されるように，音が聞こえないことにあるのではなく，話がわから

ないということが主であり，これに付随した心理上の問題も加味される。

　これは単に純音や語音を用いた聴力検査でわかるものではない。アメリカでは，すでに1982年 The Hearing Handicap Inventry for the Elderly（HHIE）というスケールが考案され，発表されている。これは心理上の問題点を明らかにする13項目，社会生活での問題点を浮き彫りにする12項目の質問からなり，回答者は「はい」，「ときどき」，「いいえ」で答えればよい簡単なものである。「はい」は4点，「ときどき」は2点，「いいえ」は0点で数値化され，0～100点の値で表現される。これを100名の高齢者に実施したところ，簡単ではあるが十分信頼性のあるハンディキャップ度が得られたという。また，デンマークでは70～75才の高齢者について，聞こえやコミュニケーションのハンディキャップの度合いは，社会的地位とは無関係であり，日常生活の積極性や知的レベルも聴力障害の程度とは無関係である。しかし，日常生活の積極性と好奇心や知的レベルとの間には，有意な相関が認められ，結果として日常生活の積極性は好奇心や知的レベルに相関が高いという結論となった。この結果が日本で適用されるか否かは別として，聴覚障害と社会生活との関係を示すものとして興味深い。

　高齢者の聴覚機能低下（高齢者難聴）は，蝸牛・聴覚中枢路・大脳の老化による。1980年代に発見された外有毛細胞による蝸牛基底膜振動の修飾は蝸牛障害による補充現象ならびに周波数分解能の劣化の機構を解明した。聴覚中枢路では，その変性は音声信号のコーディング，デコーディングの時間経過の増大と乱れを生じる。また，大脳での音声照合に遅れがある。

　したがって，高齢者難聴では，単に小声が聞こえないのみでなく，不明瞭な発声や早口の聞き取りがうまくできない。このため，高齢者には「ゆっくり」，「はっきり」，「簡潔」，「やや大きめ」に話すことが肝要である。

　高齢者難聴の聞き分け能力は，聴力閾値より個々人の知的興味や生活経験や職業との相関が大きい。いうなれば個人差が大きいものである。これを考慮すれば，例えば高齢者の好きな話題，最近の世相への感想，などを採り入れた会話が好ましい。聴覚障害者には，単に手術や人工内耳・補聴器などの補償装置

に頼るのみでなく，上記のように周囲の人々の難聴者に対する全人的な対策が，基本になくてはならない。

14.6　高齢者の聴覚機能低下のまとめ

　高齢者の聴覚機能低下は，老化による蝸牛ならびに聴覚中枢路の変性に基づく。1980年代に発見された外有毛細胞による蝸牛基底膜振動の修飾は蝸牛障害による補充現象ならびに周波数分解能の劣化の機構を解明した。聴覚中枢路ではその老化は音声信号のコーディング，デコーディングの時間経過の増大と乱れを生じる。また，大脳での音声照合に遅れがある。したがって，高齢者難聴では単に小声が聞こえないのみでなく，不明瞭な発声や早口の聞き取りがよくできない。また聞き分け能力は個人差が大きく，聴力閾値より知的興味との相関が大きい。また，前述のように米国では老化した内耳機構に頼らず，人工内耳によりコミュニケーションの円滑化を希望する高齢者が増えつつあるのは興味深い。そして近い将来グリア細胞の移植という治療がなされるようになる可能性もある。

引用・参考文献

1) 大山勝，小松崎篤，馬場駿吉 監修：長寿社会のための耳鼻咽喉科，千寿製薬株式会社（1997）
2) Selkoe, D. J.：Aging brain, aging mind, Scientific American (1992)
3) 石浦章一 訳：脳の老化と心の老化，日経サイエンス，11, pp. 136～145 (1992)

IV部 聴覚補償

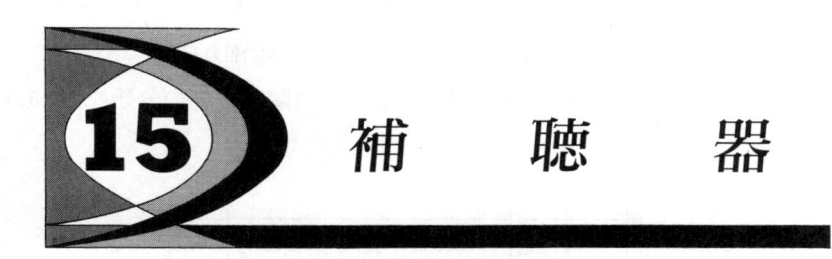

15 補聴器

15.1 補聴器と難聴者

「難聴者には補聴器」というのは，よく耳にする言葉である。しかし，感音難聴で聞こえの悪くなった方は，補聴器で満足されるかというと，必ずしもそうではない。むしろ，言葉の聞き取りは思ったほどよくならず，補聴器を付けると話し声が響いてかえって疲れる，雑音が響いて頭が痛くなるなどの不満が多い。

15.1.1 補聴器の選択や調整

日本では，補聴器の選択や調整に適切な助言ができる医師，言語聴覚士が少ない。専門科の適切な助言がない，あるいは頼りないことが多い。そこで，補聴器の選択は難聴者任せが現状である。このため，3台も4台も買って，どれも使えない例が多い。

補聴器は，先天聾乳幼児や言語習得前に高度難聴となった幼少児（髄膜炎や麻疹の例に多い）には，無効である。イントネーションやアクセントすら覚えられない。これらの幼少児に補聴器を無理に装用させても言葉の聞き分けはよ

くならず，他人がわかる音声言語を発するようにはならない．

15.1.2　補聴器が有効な感音難聴の程度

70 dB HL 以上の高度難聴では，4 章で述べたように蝸牛が能動蝸牛でなくなり，周波数分析能力が衰え，音声言語の聴き取りは困難となる．

参考のため，WHO（世界保健機構）による聴力障害程度の分類を**図 15.1** に掲げる．

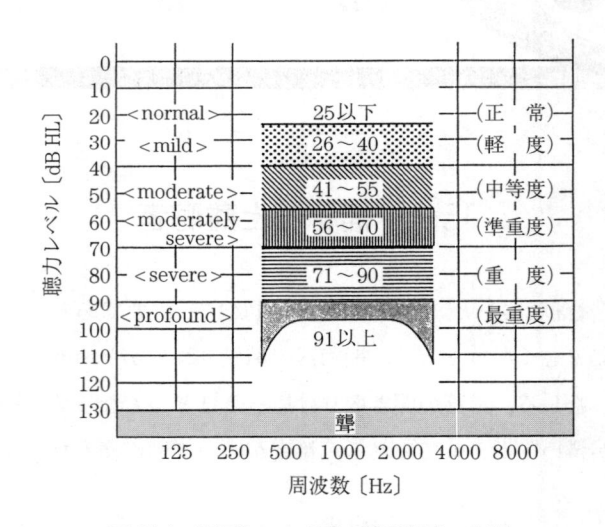

聴力レベル [dB HL]	分類	範囲	程度
0〜25	<normal>	25 以下	（正　常）
26〜40	<mild>	26〜40	（軽　度）
41〜55	<moderate>	41〜55	（中等度）
56〜70	<moderately severe>	56〜70	（準重度）
71〜90	<severe>	71〜90	（重　度）
91以上	<profound>	91以上	（最重度）
130	聾		

図 **15.1**　WHO による聴力障害程度の分類

人の話声の大きさは 1 m 離れて約 50〜55 dB HL である．言語を聞き分ける聴力は，これより約 30 dB HL 程度よくなくてはならず，20〜25 dB HL の聴力閾値を必要とする．このため，図 15.1 の軽度難聴では，小声での会話が聞きにくいが通常話声は聞き取れるので，日常会話には不便がない．

中等度と準重度の難聴（41〜70 dB HL までの難聴）では普通の会話音は聞きにくく，話し相手が 70 dB HL 以上の大声で語れば，なんとか話がわかる（**表 15.1**）．ただし，音声入力が不十分なので，音声言語習得後の後天難聴者では大脳での推定をフルに使う必要がある．

表 15.1 難聴の程度と聞き取り

平均聴力レベル	聞き取りの不自由度
25 dB HL 未満	普通の会話は問題ない 声が小さいと聞き取れないこともある
26〜40 dB HL 未満	声が小さいと聞き取れないことが多い テレビの音を大きくする
41〜55 dB HL 未満	普通の会話が聞きづらい 自動車が近付いて初めて音に気づく
56〜70 dB HL 未満	大きな声でなんとか会話が可能 しかし騒音下では大きな声でも聞きづらい
71〜90 dB HL 未満	大きな声でも聞きづらい 大きな騒音しか聞こえない
91 dB HL〜	日常音はほとんど聞こえない

15.1.3 補聴器が無効な感音難聴

重度・最重度難聴では大声でも話が通じない。この主因は，蝸牛での周波数分解の悪化と 60〜70 dB HL より大きな音における蝸牛入出力の非線形である。このように，能動蝸牛の機能が低下した重度・最重度難聴には，補聴器は無効である。

最新のデジタル補聴器でも，基本機能は音の増幅であり，騒音を小さくするとか，聴きたい相手の声のみを大きくする機能はない。ただし，使用者の聴覚にあわせて話し相手の声の増幅様式を決定する（フィッティングという）機能が大幅に改善されたデジタル補聴器，さらにマイクロホンやイヤホンも改良されたので，装用時の不快感は減少している。話の聞き取りも自然な感じとなり，「使用してよい」と判断されるケースが多くなった。

15.1.4 補充現象による不快感

蝸牛障害による難聴では，小さい音は聞こえないのに大きい音は耳の正常な人と同じ大きさに感じる。これを補充現象という。このため，補聴器を通した大きな音はうるさく感じ，中等度難聴者でも装用が煩わしくなる場合がある。これが「補聴器は煩わしいばかりで役に立たない」との世評の原因で，中・準

重度難聴者に補聴器装用をすすめ，正しい使い方（例えば，街路では増幅を下げる，TV では箱型を使いマイクロホンを TV のスピーカの近くに置く，ガンガンする感じが起こったら補聴器を外して耳を休める，など）を助言しなかったことによるものである。また，補聴器の不良調整や重度難聴者にすら補聴器をすすめたのも一因である。

現在では，入力音の大きさに応じて増幅度を変え，補充現象による不快感を減じた（大きな入力音には増幅度を下げる）ノンリニア・フルデジタル補聴器が，市販の補聴器のほぼすべてを占めている。また，入力音を8〜16帯域に分けて，それぞれの帯域に適切な増幅を行うフルデジタル補聴器も出現した。前述のようにイヤホン，マイクロホンの性能も格段によくなっており，中等度・準重度難聴者のクレームは大幅に減少した。

最新のデジタル補聴器は，従来のアナログ補聴器より，なにが優れているのか，どのような利点があるのか，について以下に述べる。

15.1.5　フルデジタル補聴器の機能

フルデジタル補聴器は，入力音を8〜16チャンネルのデジタル濾波器を通し，周波数特性を難聴者の聴力低下に適合させる。このため，障害のある耳の周波数特性に補聴器の特性を合わせるのが容易となった。この特性を合わせるにはパソコンを使用するが，難聴者が快適に聞こえるように1 000人分以上の調整データがパソコンに組み込まれており，合目的かつ合理的な調整ができる。このため，最近では快適に感じるという装用者が確実に増えている。

15.1.6　フルデジタル補聴器の特徴

フルデジタル補聴器では，小さな音には大きく増幅し，大きな音には増幅度を小さくする非線形増幅が，装用者の補充現象に合わせて容易にできる。したがって，フルデジタル補聴器では，キンキンする，雑音が響いて頭が痛くなるなどの不快な症状は，大幅に軽減された。イヤホン，マイクロホンの改良と相まって，会話音が自然で明瞭となった。

15.1.7　フルデジタル補聴器による不要会話音声の抑制

　個々人の会話における発声には，イントネーションやアクセントや間がある。ところが，パーティーなどで「多勢のガヤガヤ」や反響音による周囲の雑音には，イントネーションやアクセントや間がない。最近のデジタル補聴器の中には，この違いを見分け，周囲雑音をやや抑え目にし，近くにいる相手の話声のみを大きくする。これは，パーティーなどで会話をするのに役立つ。また道路騒音は，400 Hz 程度のエネルギーが多い低周波騒音である。この低周波騒音を抑制し，路上でも会話を可能とするプログラムが含まれている補聴器も一般的となっている。多くのデジタル補聴器には周囲の騒音下で聞き取りを最良とする 3 ～ 4 種類のプログラムが内臓されている。

15.1.8　フルデジタル補聴器の限界

　フルデジタル補聴器でも，音声そのものを内耳に入れるシステムであり，障害で低下した蝸牛の音分析能，いうなれば環境音の識別や話声の聞き分け能力を補償するものではない。ただし，能動蝸牛の機能を辛うじてもつ 70 dB HL までの感音難聴（1 m 離れて普通の大きさの話声が辛うじて聞こえる程度）には，フルデジタル補聴器はきわめて有効である。しかし，70 dB HL 以上の重い難聴には，フルデジタル補聴器でも音の聞き分けには役立たない。もっとも，例外的には 90 dB HL という難聴でも，読話が上手で，勘がよく，補聴器でなんとか会話ができる難聴者がいることは事実である。このようなケースはあくまで例外的であって，会話にはかつて Strong が 2 055 名の難聴児について調査報告したとおり，平均聴力 70 dB HL までの難聴がフルデジタル補聴器の有効限界である。

15.2　高度難聴に対する補聴器の装用に対する世評

　蝸牛生理はここ 10 年の間に新しい展開を見せた。生きた内耳では閾値上 40 dB HL までは特定部位がきわめて大きく振動し，精密な周波数分析を行って

168   15. 補　聴　器

いる。内耳障害による難聴ではこの機構が失われ，音の強さ弁別や周波数弁別の機能が低下し，重度難聴では 1/2 オクターブの弁別すらできない。また，判断力の低下した高齢者は，中等度難聴でも補聴器が有効でないことがある。このため，補聴器装用をすすめるとき正しい用い方を説明し，本人の努力が必須であると述べることが大切である。この点でも，わが国は欧米諸国に比べ劣っている。「うるさい」，「言葉がわからない」，「幼児の言葉が伸びない」などの訴えに対し，「再度フィッティングし直す」，「本人の努力が足りない」とする補聴器調整者が皆無とはいえない。

なお，デジタル補聴器は小型化し，耳介に掛けるもの（耳掛け型），耳介の耳甲介（図 15.2）に納まるもの，外耳道に収まるもの（この両者はいずれも耳穴型という）など，装用が目立たなくなっている（図 15.3）。補聴器装用による外見上の問題は，解決されたとしてよい。ただし，外耳道に収まる耳穴型は，電池交換やプログラム変更のスイッチなどの操作が細かく，高齢者には使い難いという難点がある。

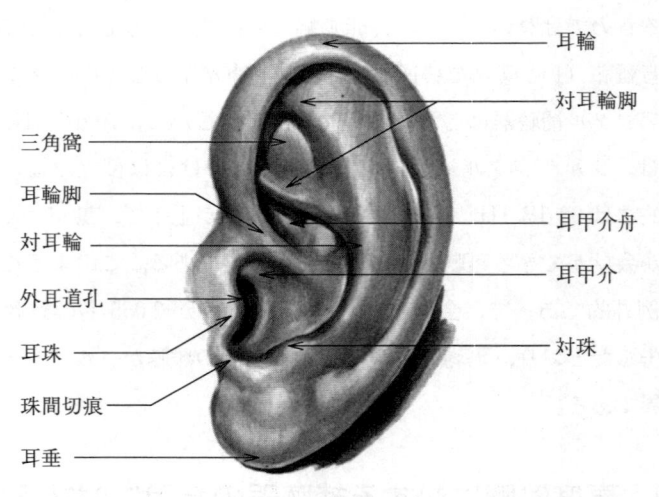

図 15.2　耳介部の名称[1]

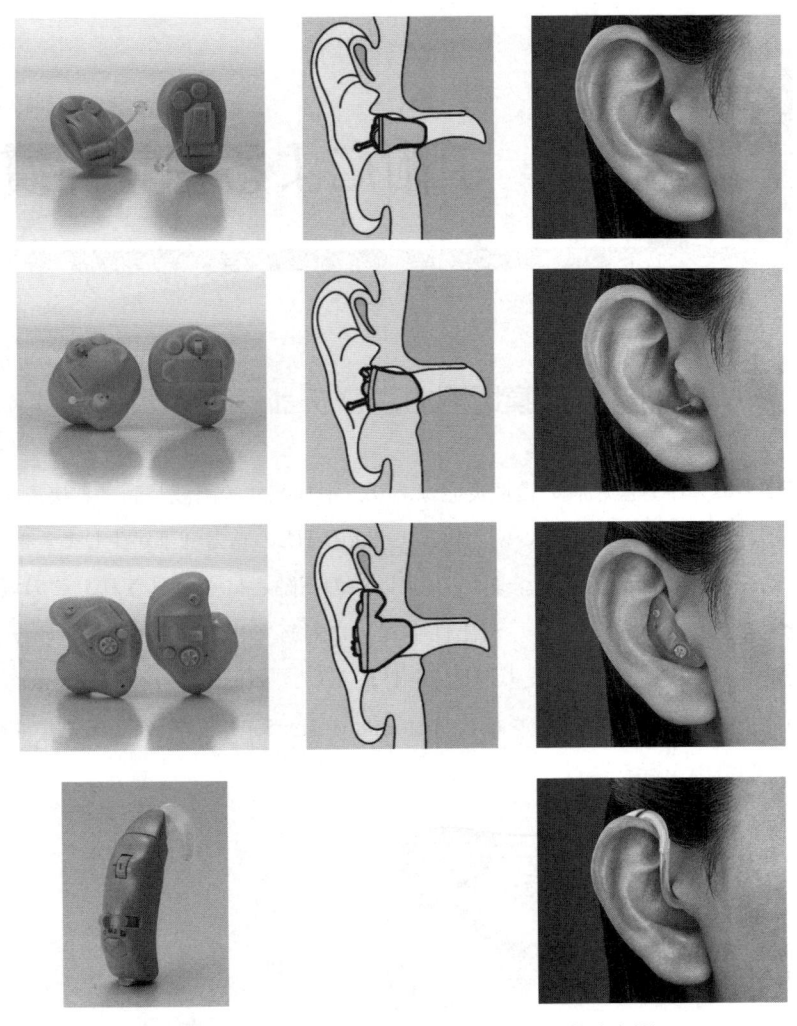

図 15.3 補聴器のタイプ（写真提供：リオン株式会社）

引用・参考文献

1) 内田幸男，舩坂宗太郎 編集：図説 臨床看護医学 第 10 巻 眼/耳鼻咽喉，同朋舎出版（1987）

16 手術による聴覚補償

16.1 鼓膜切開およびチューブ挿入

　程度の軽い中耳腔粘膜の慢性炎症があり，中耳腔に浸出液が溜まる疾患がある。これを浸出性中耳炎といい，約20～30dB HLの聴力低下が生じる。2～4才の幼児に多い疾患である。また70才以上の高齢者にも散見され，この場合は幼児に比べ治癒しがたい。浸出性中耳炎に対しては，鼓膜を切開（myringotomy）して液を吸引したり（**図 16.1**），グロメットという直径1mm以下の細いチューブ（**図 16.2**）を挿入（glomet insertion）して（**図 16.3**），持続的な液の排出を行う†。

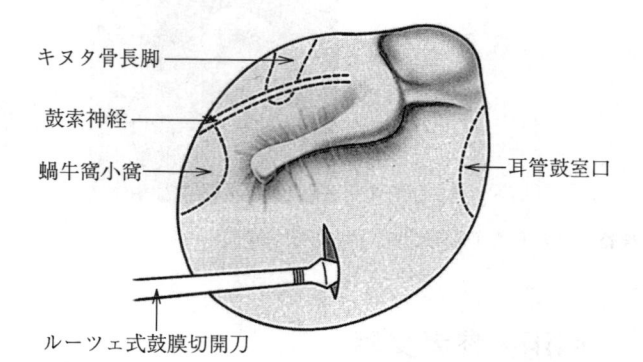

キヌタ骨長脚
鼓索神経
蝸牛窩小窩
耳管鼓室口
ルーツェ式鼓膜切開刀

点線は鼓膜からは見えない。しかし中耳の重要な構造の解剖的位置を示す

図 16.1　鼓膜切開の図[1]

---

† マクロライド系の抗生物質は，粘膜の機能を正常化する働きがある。この抗生物質の投与でも良好な治癒率が示されている。

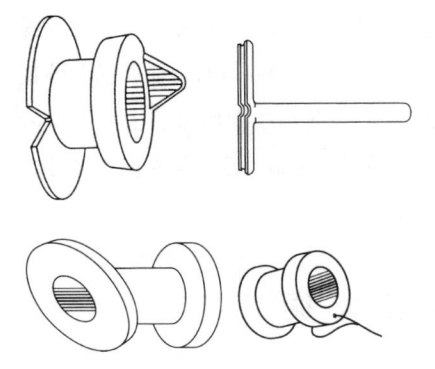

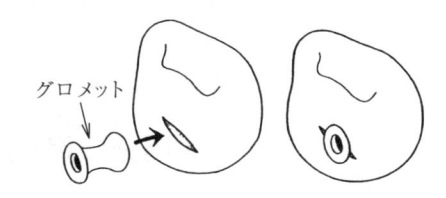

図16.2　さまざまなグロメット[1)]

図16.3　鼓膜にグロメット管留置

鼓膜は痛みに鋭敏で，これらの処置を正確に行うため，手術用顕微鏡を使用し全身麻酔で行うのが，原則である。

16.2　鼓膜形成術

炎症が治癒し耳漏はないが，鼓膜穿孔が残った伝音難聴例に鼓膜形成術（myringoplasty）は施行される。この手術の目的は，聴力の改善ならびに穿孔のため水泳や洗髪の際，中耳腔に水が入りやすく炎症を起しやすいことに対する予防である。

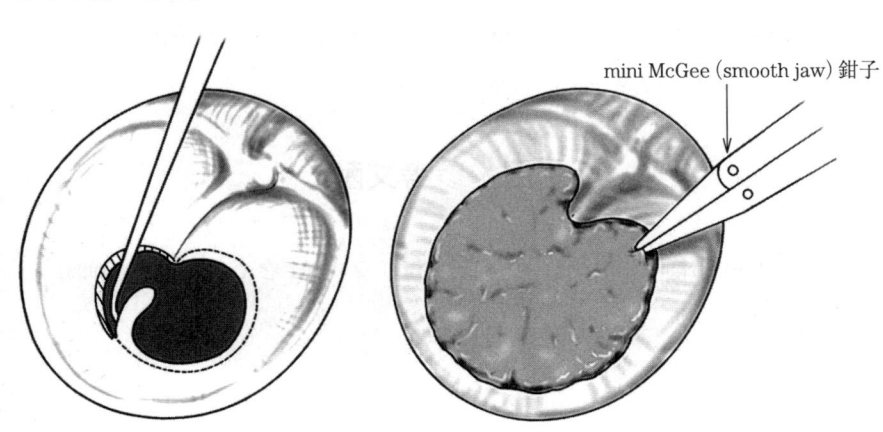

図16.4　固有層剥離（斜線部）[1)]

図16.5　側頭筋膜を接着[1)]

鼓膜は外側より皮膚層，固有層，粘膜層の3層からなっているので，穿孔縁に沿って皮膚層を剝がし，固有層を露出してあらかじめ採取した側頭筋の筋膜を接着して穿孔を閉鎖する（図16.4，図16.5）。細かな操作の手術であるので，頭部を動かさないため全身麻酔で行い，術者は手術用顕微鏡を使用する。出血はほとんどない。

16.3 鼓室形成術

炎症の残存や鼓膜や耳小骨の癒着があると，単に穿孔を閉鎖するだけでは中耳炎は治癒せず，聞こえも正常にならない。このときは中耳腔や乳突洞の病変を取り除き，穿孔を閉鎖する。耳小骨連鎖が破壊されているときは耳小骨連鎖を再建する。耳小骨の無機成分と同じ物質で，最終的に自己の耳小骨となるハイドロキシアパタイトという物質でつくられている人工耳小骨で，キヌタ・アブミ連鎖を再建する方法もある。このような鼓室形成術（tympanoplasty）による聴力改善手術は，伝音難聴にのみ有効な手術である。ただし，十分な聴力改善は約60％にすぎない。また，ハイドロキシアパタイトは，手術で削り落とした外耳道後壁を再建し，術後正常な外耳道形体を保持にも使用される。

中耳炎の手術は操作が細かいため，患者の動きを封じ，中耳は痛みに敏感な部位であるので，挿管による全身麻酔で行う。挿管による全身麻酔は，外耳道にはまる局所麻酔より安全で，痛みはない。

引用・参考文献

1) 小松崎篤 監修：耳鼻咽喉・頭頸部手術アトラス（上巻），医学書院（1999）

17 人工内耳の構造と機能，そしてその効果

17.1　は　じ　め　に

　補聴器が使えない高度・重度難聴や聾の方でも，人工内耳で話が聞き取れる。人工内耳を付けるとアイウエオ50音がすべて聞き分けられるからである。ここでは，まず人工内耳の構造と機能について述べる。ただし著者が主に使用し，最古の歴史をもつCochlea社のNucleusに限って記載する。なお，Cochlea社以外に，Advanced Bionics社，Med-El社が世界の人工内耳のほぼすべてを製作しているが，これらの人工内耳の構造・機能もほぼ同様である。参考までに3種の人工内耳を図示しておく（図17.1～図17.3）。

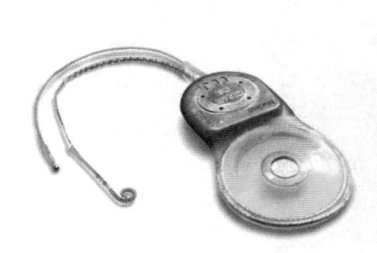

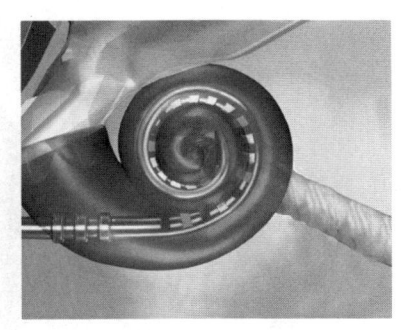

（a）インプラント（体内装置）　　（b）蝸牛の中に挿入された電極のイメージ

図17.1　人工内耳（写真提供：株式会社日本コクレア）

174　17. 人工内耳の構造と機能，そしてその効果

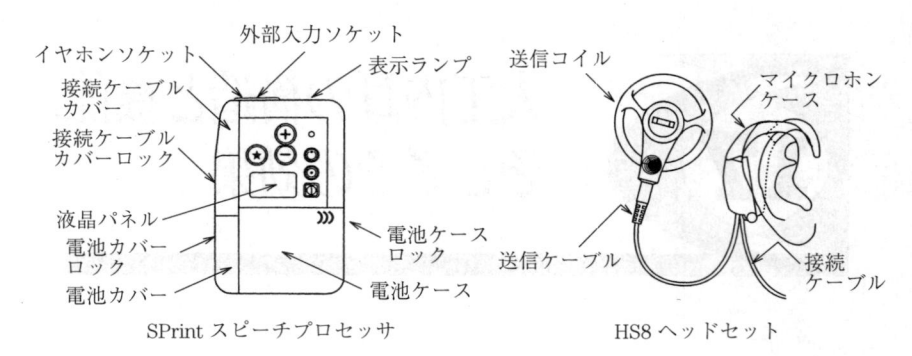

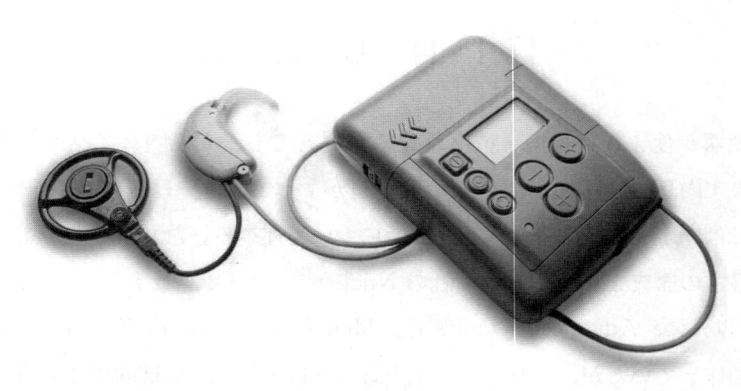

SPrint スピーチプロセッサ
- イヤホンソケット
- 外部入力ソケット
- 表示ランプ
- 接続ケーブルカバー
- 接続ケーブルカバーロック
- 液晶パネル
- 電池カバーロック
- 電池カバー
- 電池ケース
- 電池ケースロック

HS8 ヘッドセット
- 送信コイル
- マイクロホンケース
- 送信ケーブル
- 接続ケーブル

図17.2　スピーチプロセッサ（携帯型）（写真提供：株式会社日本コクレア）

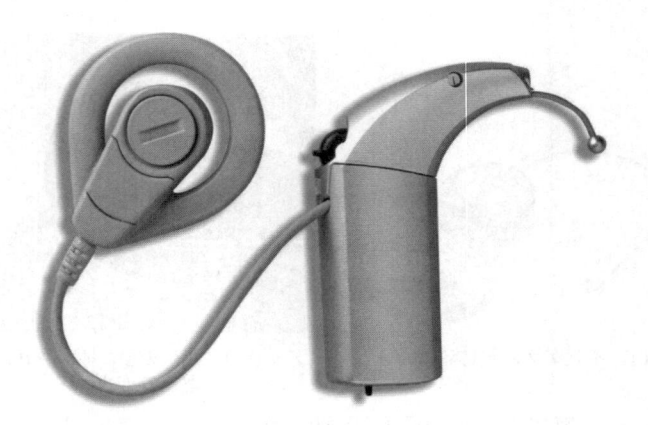

図17.3　スピーチプロセッサ（耳掛け型）（写真提供：株式会社日本コクレア）

17.2 人工内耳の構成

　人工内耳は，① 音の聞き分けの電気刺激法を無線で受信する電極本体（コクレア・インプラント … 側頭部に埋め込まれる）とこれに接続し聴神経を電気刺激する電極（刺激部位が異なる）22本を一束とした直径 $0.4\sim0.6\,\mathrm{mm}$ のしなやかな電極束で蝸牛に挿入される。なお，電極本体と電極を合わせてレシーバ・スチミレータという。② マイクロホンの入力音に基いて，装用者に最適な電気刺激をつくる装置（スピーチプロセッサ），スピーチプロセッサの作動法（マップという）を規定するパソコン（マップ作成装置）で構成される。なお，マップ作成装置は病院・訓練施設に設置される。これらの装置で人工内耳は入力分析を行い，音声言語を識別できる機能をもつ。

　先進世界各国では，先天聾の子に幼いうちから，人工内耳の手術を行い，人工内耳装用児専門の訓練士によって音声言語を覚える訓練を2～3年間は必要である。これらの国々では，国費や公費，また企業の援助で，多くの訓練施設がつくられ，人工内耳装用乳児専門の言語訓練士によって，会話の訓練が行われている。この訓練施設をチルドレン・センターという。しかしわが国では，聾学校で訓練することが多いが，視覚併用の言語訓練と聴覚を最重要とする人工内耳装用乳幼児の言語訓練とは異っている。

17.3 チルドレン・センター（東京）の設立

　わが国の人工内耳の乳幼児普及の現状を憂え，筆者は1982年に自宅の一部を改装して，トレーニング室，親とトレーナーとの相談室をつくった。これを小規模ながら「チルドレン・センター（東京）」と名付けた。

　このチルドレン・センター（東京）では，東北から九州までの，そして1997年にはベトナム人先天聾児に人工内耳装着後の言語習得訓練を行った。

　その結果はほぼ全員が好成績を示し，これまで学齢期に達した子供38名は

すべて普通小学校に入学できた。先天聾の乳幼児に人工内耳による言語訓練を熱心にやっているイギリス，ドイツでは，85％前後という成績である。チルドレン・センター（東京）は小規模ながら，英，米，独，豪と肩を並べているとしてよい。しかし，個人でチルドレン・センターを維持するのは困難で，2003年12月で閉鎖する次第となった。

なお，先述のベトナムの先天聾児は，人工内耳装着手術後1年半の言語訓練をして帰国した。帰国後，オランダの援助でサイゴンに設けられたチルドレン・センターに，ときおり通っている。このチルドレン・センターで働いているオーストラリアの言語訓練士から，日本での言語習得訓練を大変誉められたとのことである。

このように，人工内耳は中途失聴者の社会復帰に始まり，いまでは先天聾児が普通小学校に入れる効果を上げている。やがて，人工内耳装用者が，大学を出て社会に進出し，正常人に劣らず活動しているのを見聞するようになるであろう。

17.4　先天聾・高度難聴乳児と人工内耳応用の実態

補聴器を用いて音声言語を聞き取れる平均聴力損失の限度は，70 dB HL である。一度言葉を覚えた後に難聴となった成人では，70 dB HL でも補聴器を使いこなす例がある。しかし，高齢者は 70 dB HL 以上の難聴になると，補聴器での聞き取りはまず無理である。一般的に 70 dB HL 以上の難聴者では老幼を問わず，人工内耳が大いに有効である。ただし，日本では人工内耳応用において，特殊な点がいくつかある。これらを以下に列挙して記述する。

17.4.1　人工内耳装用の基準について

最近アメリカの FDA（食品医薬品局）は，70 dB HL の難聴でも補聴器が役に立たない場合は，人工内耳装用を許可した。人にとって，社会生活上「会話がいかに重要であるか」との観点からである。

わが国は依然として「一律に 90 dB HL」である。これはわが国で人工内耳実施の初期に「人工内耳埋込み手術により，聴神経線維がより障害される危険」を考慮して決められた値である。人工内耳の安全性が確立した現在でも，なお変わっていない。人工内耳に関する知識ならびに先天聾または重・高度難聴に対する補聴器の装用限度，そして会話の重要性への認識が不十分であることがこの違いの原因である。

17.4.2　人工内耳の有効性に関する知識ついて

高度・重度難聴者・聾者の悲惨な状況を救う医療は人工内耳であるという知識が，一般に普及していないのは，人工内耳の先進国の中では日本のみである。また，言語聴覚士，聾学校の教師の間で，まれな成功例を引用して「90 dB HL でも，補聴器や視覚応用の補助手段でなんとかなる」という非科学的な精神主義が，いまでも皆無とはいえない。

17.4.3　人工内耳の応用における官庁規制

人工内耳応用における厚生労働省の規制は，新型人工内耳への使用許可の遅延のため，人工内耳の多様性・進歩に対応できない。このため，現在では新型人工内耳の応用水準は，欧米諸国はもちろん，台湾，シンガポールなどにも見劣りしている。また，他国ではあり得ない実施病院指定制が，優秀な人工内耳手術医の養成の妨げとなっている。

17.4.4　乳幼児人工内耳装用手術後の正しい言語習得訓練の不足

かつて，欧米では，「聾は手話を主体とする独特の文化をもった社会であり，人工内耳はその文化を破壊するものである」という主張が強くなされた。しかし，いまでは聾者における優れた人工内耳の効用・成果が浸透されたため，人工内耳は社会で広く容認されている。

人工内耳の効用は，先天聾でも重複障害がない限り，乳幼児期（遅くとも3才台まで）に人工内耳を装用し，適切な言語訓練をすれば，健聴児の子とまっ

たく同じに会話できるようになるということである。

　普通幼稚園に早く通わせれば，子供どうしの間でも話し言葉を覚え，小学校に入るとき健聴児と区別できないほど，話し言葉が発達する。なお，小学一年生当初は語彙の点でやや劣る子もいるが，二年生になれば健聴児の学童か人工内耳を装用している学童（人工内耳装用児）か見分けがつかないほど，言語能力は伸びる。中には，得意科目が国語という人工内耳装用児や，楽器を扱う，舞踊をする，外国語を習うなどの余技ができる学童もいる。

17.4.5　人工内耳の乳幼児適用に関して

　普通小学校に入学できる先天聾や高度難聴の幼児は，早期に（3才前半まで）人工内耳を装用し，人工内耳装用児への言語訓練に経験のある言語訓練士によって，言語訓練を受けた幼児である。このような言語訓練士は，多くの諸外国では，言語訓練士の資格以外に特別な訓練を学び，実習しなくてはならないシステムとなっている。また，厚生労働省では人工内耳装用児を聾学校で訓練する方針を打ち出しているが，正常に話せる学童がきわめて少ない聾学校で，人工内耳装用児が言語を早く習得し普通小学校に入学できるようになるとは思えない。すなわち乳幼児適応への不合理は，わが国の特徴である。

　繰り返すが，先天聾または高度難聴の乳幼児に会話獲得を可能とするのは，人工内耳の早期装用と正しい言語訓練そして健聴児との交流である。この実施を怠れば，人工内耳を装着しても一生身体障害者として過ごさなければならなくなる。彼ら・彼女らとしても，せっかく人工内耳を装用したのに障害者として辛い人生を送らなければならない。これについて，あるアメリカ人言語治療士の言葉を引用する。いわく「人工内耳，そして正しい言語訓練なくしては，聾・高度難聴者はわれわれの税金を使う立場から抜け出せない。逆に彼らが会話を獲得すれば，働ける成人となって彼ら彼女らが納める税金は他の身体障害者の援助に使える」。

　なお，新型の人工内耳では後天聾，すなわち音声言語を覚えてから高度・重度難聴者・聾者となった者に，作動して1〜2時間後で音声言語による会話が

可能となったことを付記しておく。

17.5　人工内耳の効果

17.5.1　人工内耳での聴き取り効果
〔1〕　使用した人工内耳のスピーチプロセッサ

　本章では，聴き取り調査時（1996年）には，最新型であったSPECTRA-22と当時，最も広く普及していたMSPというスピーチプロセッサを組み込んだ人工内耳を用い，これらのスピーチプロセッサでの音声言語の聴き取りを追求した結果を述べることにした。

　SPECTRA-22の音声処理は，150〜10800 Hz を20帯域フィルタで濾波し，帯域エネルギーの大きい6ないし10の波形を周波数順に各電極に割り当て，帯域エネルギーに応じた電気量のパルスで聴神経線維を刺激するものである。MSPの音声処理は，音声の基本周波数（F0），第1，第2，第3ホルマント以上（F1，F2，F3以上）まで抽出し，F0によって電気刺激（両相性矩形波）の頻度，F1，F2の周波数で刺激用の電極板設定，F1，F2の振幅によって刺激電気量を規定する。そして，F3以上は2.0〜2.8 kHz，2.8〜4.0 kHz，4.0〜6.0 kHzに分けて，高周波数帯の3個の電極板に，F2よりやや遅れて電気刺激波を送り込み，6.0 kHzまでの高周波数の情報を伝える。MSPの特徴は，音声の周波数帯（100 Hz〜8.0 kHz）をほぼ含む100 Hz〜6.0 kHzまでの周波数帯について，音声のエネルギー変化・周波数変化を時々刻々と分析し，F3以上の高周波音に対しては，高周波数帯専用の電極板からの電気刺激で聴神経の興奮を起し，音声情報を伝達することである。

　上記の人工内耳による言語聴取機能検査の結果について述べる。対象は10名で，年令分布は18〜70才である。すべて後天聾で，使用電極板数は16個以上，MSPの人工内耳使用期間が9箇月以上という条件を満たした者に限った。

　まずMSPにより，単音節，単語，文での聴取検査を行い，つぎにスピー

プロセッサを SPECTRA-22 に変え，3 週間の順応期間をおいてのち，同じく単音節，単語，文での聴取検査を実施した。この検査に使用された単語，文のテスト材は，あらかじめ健聴者の騒音下聴取テストにより，言語のさまざまな点からみて，テスト材として等価であると判定された複数の表である。母音は/a，e，i，o，u/の 5 母音，そして単語・文以外に子音は/p，t，k，b，d，g，m，n，s，z，r，h，j，w/の 14 子音の前後に/a/を付し，例えば/aka/，/aga/と発音されたテスト材も含めた。単語は，小学校の国語教育用に選択された 3 500 単語から，難易度，類似唇形語の数，構成音節数，音韻などについて，表中，表間でバランスがとれるように選択した 500 単語（例：日記，法則，塩，蕾，南など）で各 50 単語の 10 表である。文は，基礎的単語 1 500 語より構成された 2〜6 文節よりなる 290 短文（例：犬がいる，明日の天気が心配だ，大声で泣くなど）で，29 短文ずつの 10 表となっている（**表 17.1**）。

聴取検査は，静かな聴き取り検査室内とマルチトーカーノイズ[†]を負荷した条件で行った。

本節の主題は，中途失聴の聾・高度難聴患者が，どの程度に音声言語を聴き

表 17.1 音声・言語知覚能力評価に用いた音声・口形材料

単音節	19 音素よりなる 50 単音節の 5 表 （日本聴覚医学会選定 57 語表の行・列を変えたもの）
単 語	50 単語よりなる 10 表 小学校の国語教育用に選択された 3 500 単語から，難易度，類似唇形語数，構成音節数，音韻などについて表間，表中でバランスがとれるように選択した 500 単語 例：日記，蕾，嵐，治める，南，生（なま），法則，負（まけ），塩，食物（たべもの），など
文	基礎的単語 1 500 語より構成され，2〜6 文節よりなる 29 短文の 10 表 文節数や難易度が表間でバランスがとれるようになっている 290 文 例：犬がいる。明日の天気が心配だ。お兄さんなのに弱虫だから泣いた。など

・これらはリハビリテーションにかかわっていない 1 人の言語治療士によって発語され，ビデオテープに収録されている。

[†] 負荷騒音の一種で，日本では 10〜15 名の男女が異なるテキストを読み上げたものを混合して作成したもの，あるいは同時に読み上げて同時録音したものを使用する。音響学的・物理学的定義はなく，音声の聴き取りテストや補聴器の効果テストに用いられるのみである。

取れるようになるかである．この臨床研究は，筆者が東京医科大学に在職中に行われた．そのため，スピーチプロセッサの音声処理法は，先述のSPECTRA-22とMSPに限られた．そこでMSPも使用し，SPECTRA-22との比較検討をも行った．

最近では，より優れたスピーチプロセッサ，すなわち，CIS，ACEを備えた人工内耳装着患者が普遍的となった．このため人工内耳装着患者の聴き取り率は，本章に記載されている聴き取り率よりよいことは確かである．

〔2〕 母音の聴取テスト

/i e a o u/の5母音を，それぞれ6個ずつ含むランダムな配列表をつくり，検査者（言語訓練士）が逐次読み上げ，被検者が復唱する方式とした．この検査を日を変えて2度実施し，正答率と異聴表を求めた．なお，人工内耳と読話併用または読話のみの条件では，全員が100％の正答率を示したので，以下は人工内耳のみでの検査実施結果である．

母音の正答率はほぼ全員が80％以上の正答率であった．正答率が最も低いのは/o/，ついで/u/であり，ともに構成周波数が低い母音であった．異聴については，/o/ → /a/の異聴が16％に達した．ついで, /e/ → /i/, /o/ → /u/の異聴が，それぞれ13％，11％であった．これから，構成周波数が高いもの同士，構成周波数が低いもの同士に異聴が多いことが判明した．

検査者の発音した5母音のホルマント分析から異聴について考察すると，最も異聴の高い/o/ → /a/では，/o/の第2ホルマントと/a/の第1ホルマントがほぼ同じ周波数であった．また, /e/ → /i/の異聴は，第2ホルマント, /o/ → /u/の異聴は第3ホルマントの相似によると推定された．

ランダムに配列された子音のテスト材を，同一の言語訓練士が読み上げ，被検者が復唱する方式とした．これら14子音（/a/＋/p,t,k,b,d,g,h,s,z,m,n,r,j,w,/＋/a/を検査音とした）のSPECTRA-22およびMSPによる個々の被検者の聴取正答率を，図17.4に示した．左図は，マルチトーカーノイズ無負荷での聴取正答率である．SPECTRA-22およびMSPとも個人差が大きく，SPECTRA-22での正答率は20％から75％，MSPでは13％から56％の範

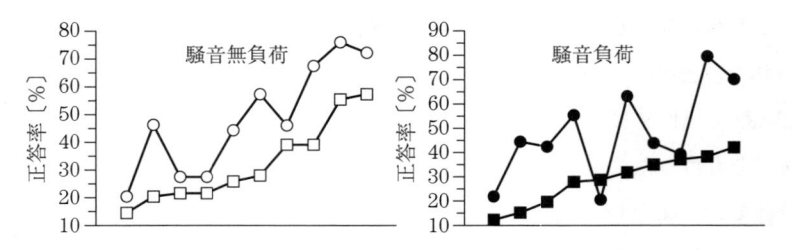

図17.4 個々の人工内耳患者でのSPECTRA-22装用時とMSP装用時における14子音の聴取正答率（○●：SPECTRA-22，□■：MSP）

囲を示した。しかし，SPECTRA-22使用時が有意に高い聴取正答率を示した（Wilcoxon検定）。図17.4の右図は，マルチトーカーノイズ負荷時の，個々の被検者の14子音での聴取正答率である。一例（被検者No. 5）を除いての検定では，SPECTRA-22使用での聴取正答率が有意に高かった（Wilcoxon検定）。

さらに詳細な検討のため，SPECTRA-22およびMSPでの情報伝達率[†]を求め，比較した。

マルチトーカーノイズ無負荷時のSPECTRA-22およびMSPでの情報伝達

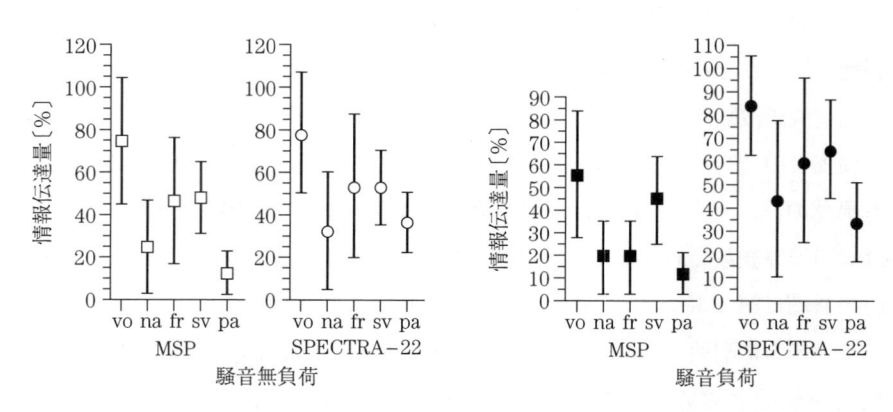

図17.5 MSP装用時とSPECTRA-22装用時の14子音の情報伝達率
（vo：有声性，na：鼻音性，fr：摩擦性，sv：半母音，pa：構音点）

[†] 送受信間で伝達される情報の確からしさを表す量を指す。送信者の情報を$H(x)$，受信者の情報を$H(y)$，両者の共通情報を$H(x,y)$とすると，$H(x,y)$を$H(x)$で除した値で表現される。

17.5 人工内耳の効果

率を，図 17.5 の左図に示したが，14 子音の属性，すなわち有声性 vo，鼻音性 na，摩擦性 fr，半母音 sv，構音点 pa で，構音点 pa を除き，両者間に有意差は認められなかった．また，マルチトーカーノイズ負荷時での情報伝達率を図 17.5 の右図に示したが，14 子音の属性，すなわち有声性，鼻音性，摩擦性，半母音，構音点のすべてにおいて，情報伝達率は SPECTRA-22 が MSP より有意に高いことが明らかとなった．このことから SPECTRA-22 は騒音下でも MSP より高性能の情報伝達を行っていることが判明した．

表 17.2 は，SPECTRA-22 使用の人工内耳装用例と補聴器適合のよい中等度感音難聴例の 14 子音情報伝達率の比較である．有声性，鼻音性，摩擦性では，人工内耳装着の後天聾と補聴器装用の中等度感音難聴で，有意な差はない．すなわち濁音，マ行，ナ行，サ行，ハ行の聞き分けについては，両者に差がない．

表 17.2 14 子音情報伝達率〔%〕

	有声性	鼻音性	摩擦性	半母音	構音点
人工内耳	95	45	62	67	32
中等度感音難聴	94	46	69	38	49

・人工内耳のスピーチプロセッサは SPECTRA-22

一方，半母音ヤ，ワでは人工内耳装用者が優れ，構音点（/p/ と /b/, /t/ と /d/, /k/ と /g/ など）では補聴器装用中等度感音難聴者が高い弁別能力を示した．これらの子音はいずれも破裂音で子音部の時間経過が短く，エネルギーも小さく，人工内耳のスピーチプロセッサによる音声分析が十分に行われ得ないものである．もちろん，これらの子音は普通会話では単語の一部や助詞として発声されるので，聞き手の理解には問題とならない．ともかく，おおまかに見て SPECTRA-22 使用の人工内耳装着者は，補聴器装用の中等度感音難聴者に相当する聞き分け能力をもつ．また，デジタル型補聴器装用の中等度感音難聴者は，騒音の強くない場所での日常会話は十分にできる．

近年米国 FDA（食品・医薬品管理局）では，日本の厚生労働省の 100 dB 以上

が聾という規定と異なり，高度難聴者にも人工内耳装着を許可しているが，人工内耳装用者のこのような聞き分け能力の実態に基づいた科学的な規定である．

14子音情報伝達率は，マルチトーカーノイズ無負荷時で，SPECTRA-22使用では，有声性が80％，摩擦性，半母音が55％前後の情報伝達率となり，構音点を除きMSPと大差はない．しかし，マルチトーカーノイズ負荷時で有声性が85％，半母音と摩擦性が60～70％，鼻音性が45％，構音点が35％で，無負荷時と同様の値で，この点MSPが負荷時に低下したのと対照的であった．人工内耳と読話併用時の14子音情報伝達率は図17.5に示したが，有声性，鼻音性，破裂性で約65％，摩擦性が75％，半母音性が80％，さらに構音点が約90％に改善された．情報伝達率が52％以上では，内容は100％理解されるので，これらの値はSPECTRA-22を使用した場合，読話を併用すれば，会話が可能となることを意味する．

単語の聴取正答率については，人工内耳のみの条件下と人工内耳と読話併用との条件下で，マルチトーカーノイズ無負荷時，マルチトーカーノイズ負荷時で，検査を施行した．この結果を図17.6に示す．マルチトーカーノイズ無負荷時，単語正答率はSPECTRA-22およびMSPとも，人工内耳のみではそれぞれ43％，34％で，会話のとき文意の推定にも不十分であるが，読話併用時ではそれぞれ96％，68％と高い値になり，会話の文意理解には十分な値であ

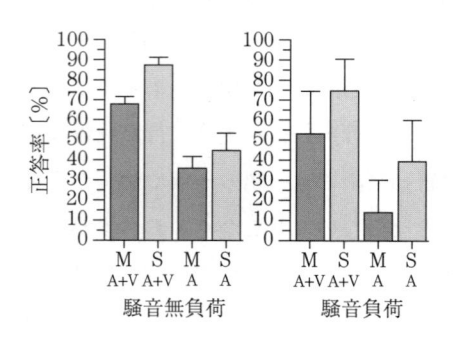

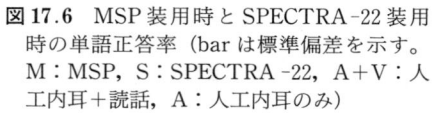

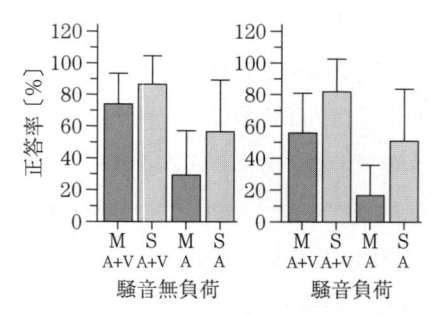

図17.6 MSP装用時とSPECTRA-22装用時の単語正答率（barは標準偏差を示す．M：MSP，S：SPECTRA-22，A＋V：人工内耳＋読話，A：人工内耳のみ）

図17.7 MSP装用時とSPECTRA-22装用時の文正答率（barは標準偏差を示す．略号の説明は図17.6と同じ）

17.5 人工内耳の効果

る。すなわち，人工内耳は，読話を併用すれば，会話は可能となる。マルチトーカーノイズ負荷時（右図），単語正答率は，人工内耳のみではSPECTRA-22, MSPでそれぞれ37％, 12％で，会話のとき文意はまったく不明である。しかし読話を併用すると，単語正答率はSPEAKで75％, MSPで52％とに改善され，会話はSPECTRA-22では十分可能，MSPでも「マアマアなんとかできる」と推定された。

つぎに文の正答率についての検査結果に言及する。テスト文例については前に掲げたが，要するに基礎的単語1500語よりなる2〜6語（2〜6文節ともいう）の29文の10表からなる。この290文から無作為にテスト文を選んで，聴き取り検査を行った。この検査結果を図17.7に示す。マルチトーカーノイズ無負荷時には，人工内耳と読話併用で，MSP, SPECTRA-22でそれぞれ72％, 86％の正答率を示し，会話文の冗長度を考えれば，会話は十分に可能である。しかし人工内耳のみでは，MSP, SPECTRA-22でそれぞれ28％, 56％に低下し，SPECTRA-22では「人によってはなんとか会話ができる」という結果となった。図17.7の右図に示したマルチトーカーノイズ負荷の場合，人工内耳のみではMSPで18％, SPECTRA-22で50％の文正答率で，会話はまず不可能である。しかし読話を併用すれば，MSPで57％, SPECTRA-22で83％に改善された。これらの値から会話の可能性を推定すると，単語検査結果からの推定と同様に，読話を併用すればMSPで「マアマアできる」，SPECTRA-22では会話ができるとの結論となった。

なお付言すれば，現在では，先天聾児や先天性高度難聴乳幼児に人工内耳の手術を行い，人工内耳装用乳幼児専門の訓練士による話し言葉の言語訓練を行えば，8〜9割の先天聾児が**普通小学校**（mainstream school）に通学できる状況となっている。先天聾で幼児のとき言語習得した児童や中学生は，人工内耳のみで会話が可能である。

欧米諸国，台湾，中国，シンガポールでは，国費や公費，または企業の援助で，多くの人工内耳装用乳幼児訓練施設がつくられている。1章で述べたように，言語獲得はヒトの本能とみなされるほど重要なものである。したがって，

世界各国でこの福祉施設が設けられているのは，むしろ当然といえる。なお，この言語訓練施設は，国を問わずチルドレン・センターと称せられている。

17.5.2　人工内耳装用乳幼児の将来

このように人工内耳の効果は，中途失聴者の社会復帰に始まり，いまでは先天聾児が普通小学校に入れるようになっている。やがて，人工内耳装用者の多数が，大学を出て，就職し，正常人に劣らず仕事をし，社会に貢献するようになるであろう。また，能力，情緒ともに正常な成人になるはずである。ともかく，聾や高度重度難聴者は，人工内耳で身体障害者でなくなる。しかし，依然として難聴者であることを踏まえて，健常者は接して欲しい。

17.5.3　人工内耳で会話が再び可能となった方々の感想

1937年12月生まれの男性Oさん：生来健康だったが，1984年10月髄膜炎で両耳とも聾となる。薬・補聴器はまったく無効。読話では会話不能。眼は異常ないのに，すべて灰色の生活図なり，息をひそめて生きていくのが嫌となった。そして，胃潰瘍と高血圧を併発し，これも薬では完治しなかった。そこで1986年12月人工内耳装着（著者の3人目の患者）。当時の人工内耳で約1年半の音声言語訓練で，読話併用で会話可能となる。現在は円満に会社を定年退職し，人工内耳友の会（ACITA）の会長を続けている。なお，胃潰瘍と高血圧は自然に治ったのである。人工内耳は彼の体の一部と感じているという。

次第に難聴が進行し聾となった女性Yさん：難聴は緩やかに進行し20才台で補聴器も使えなくなった。当時8才の長男と寄り添い合い，かばいあうようにして暮らしてきた。彼女は，短歌をつくることで心情を吐露していた。また，息子がいなかったら，すでにこの世に存在していなかったかもしれない。耳の聴こえない彼女には，低賃金と過酷な条件でしか働く世界はなかった。当時の彼女の歌を一つ挙げる。『同僚の　耳に揺れゐる　イヤリング　見つつ寂しむ　わが耳しひを』。彼女は幼い息子への愛と短歌に心情を発露することで，辛うじて生きておられたのである。

索引

【あ】

アブミ骨　　　　　　　　16

【い】

一次神経型　　　　　　　44
Ⅰ波　　　　　　　　　112
意味　　　　　　　　　　57
インパルス　　　　　　　33
インパルス発火パターン
　　　　　　　　　　　154
インピーダンス整合作用　19
インピーダンス聴力検査　83
韻律　　　　　　　　　　57

【う】

ウェルニッケ野　　　　　54
運動性失語症　　　　　　57

【え】

遠心性神経　　　　　　　27
遠心性神経線維　　　　　41

【お】

横側頭回　　　　　　45,51
オリーブ蝸牛束　　　　　27
音圧変換特性　　　　　　21
音圧レベル　　　　　　　8
音響性脳波誘発反応　　　66
音節語音明瞭度曲線　　　72
音素　　　　　　　　　　57

【か】

外耳　　　　　　　　4,13

外耳道　　　　　　　　　16
外耳道音響インピーダンス
　　　　　　　　　　　　92
外側上オリーブ核　　　111
外側毛帯　　　　　　　　48
外柱細胞　　　　　　34,35
海馬　　　　　　　　45,59
蓋膜　　　　　　26,28,34,35
外有毛細胞　　　26,28,34,35
外リンパ腔　　　　　　　33
下丘　　　　　　　　48,116
蝸牛　　　　　　　　　　13
蝸牛管　　　　　　　32,35
蝸牛軸　　　　　　　　　24
蝸牛小管　　　　　　　　24
蝸牛神経　　　　　25,35,38
蝸牛増幅　　　　　　　　31
蝸牛マイクロホン電位　　34
蝸牛窓　　　　　　　　　24
蝸牛ラセン管　　　　　　28
角回・縁上回　　　　　　54
加算誘発反応聴力検査　　86
活動電位　　　　　　　123
蝸電図　　　　　　　86,105
過渡音　　　　　　　　　11
過渡期喃語　　　　　　141
感音難聴　　　　　　　　75
感覚性失語症　　　　　　57
感覚レベル　　　　　　　9
眼瞼反射　　　　　　101,102
感受性　　　　　　　　　26

【き】

聴こえのレベル　　　　　9

基準喃語　　　　　　　142
基底膜　　　22,26,28,32,34,35
基底膜振動　　　　　　　26
　――の修飾　　　　　　26
気導聴力　　　　　　　　63
キヌタ骨　　　　　　　　16
球形嚢　　　　　　　　　33
求心性神経　　　　　　　25
求心性神経線維　　　　　40

【く】

クラウジウス細胞　　34,35
クリック　　　　　　　　10
グロメット　　　　　　170

【け】

形態素　　　　　　　　　57
軽度難聴　　　　　　　151
血管条　　　　　23,26,35,37

【こ】

語彙　　　　　　　　　　57
構音結合　　　　　　　　81
高温漸傾型難聴　　　　150
後頭葉　　　　　　　　　45
高度難聴　　　　　　　151
語音聴取閾値　　　　71,83
語音聴力　　　　　　　　63
語音聴力図　　　　　　　71
語音弁別能力　　　　　　83
語音明瞭度　　　　　71,72
語音明瞭度曲線　　　　　82

索引

コクレア・インプラント	175
鼓室階	27, 33, 35
鼓室形成術	172
鼓室岬角	24
57式語表	64
個体語	142
骨導聴力	63
骨迷路	22
コーディング	154
V波	117
鼓膜形成術	171
後迷路性障害	72
コルチ器	22, 28, 32, 34, 35
混合難聴	77

【さ】

雑音	10
III波	116
三半規管	22

【し】

耳音響放射	86, 135
耳介	14
しがみつき行動	101
自記オージオメータ	69
自記オージオメトリー	69
支持細胞	28
事象関連電位	86
耳小骨	16
耳小骨筋収縮	19
耳小骨筋反射収縮閾値	19
耳小骨連鎖	18
失語症	56
失読症	57
耳内筋収縮	97
耳内筋反射	87
耳内筋反射収縮	88
シナプス後電位	115, 123
四分法	84
重度難聴	151
周波数局在	38, 42
周波数スペクトル	11
周波数追随反応	105, 108
周波数分析	26
純音	7
純音聴力検査	63
上オリーブ複合体	46
上行波	113
条件詮索反射聴力検査	85
条件詮索反応聴力検査	83, 85
初期喃語	141
人工内耳	76, 175
進行波説	30
浸出性中耳炎	170

【す】

随伴陰性反応	105
頭蓋腔	24
スケールアウト	75
スピーチオージオグラム	72
スピーチプロセッサ	175

【せ】

正常聴力	151
静的測定	90
絶対値測定	90
前シナプス電位	115
前庭	22
前庭階	27, 33, 35
前庭水管	24
前庭膜	27, 35, 37
前庭窓	24
前頭葉	45

【そ】

双極細胞	25
相対値測定	90

【た】

第1次聴覚領	51
台形体	117
台形体核	40, 111
ダイテルス細胞	34, 35
体動反射	83
第2言語野	54
第2次聴覚領	51
大脳	4
大脳基底核	45
大脳皮質聴覚領	51
第VIII神経	40
第8脳神経	40
脱髄病変	117
短潜時体性感覚誘発電位	123
断続語音検査	72

【ち】

中央階	27, 32
柱細胞	28
中耳	4, 13, 16
中耳音響インピーダンス	93
中耳腔	16, 24
中等度難聴	151
調音結合	81
聴覚中枢	4, 13
聴器音響インピーダンス	92
聴神経	40
聴神経核	42
聴性中間反応	66, 105
聴性脳幹反応	66, 83, 105
聴性脳幹反応聴力検査	10
聴性誘発反応	105
聴力図	77
チョッパー型	44

【つ】

墜道	35
ツチ骨	16

【て】

ディスコ難聴	80
ティンパノグラム	91
ティンパノメトリー	91
伝音難聴	75
伝導失語	57

【と】

統語	55, 57
同側上オリーブ核	116
頭頂部緩反応	66, 86, 105
頭頂葉	45
動的測定	90
動毛	35
読話	76
突発難聴	80
トーンバースト	10
トーンピップ	10

【な】

内言語	55
内耳	4, 22
内耳神経	40
内耳道	24
内側膝状体	50, 119
内側上オリーブ核	111
内柱細胞	35
内有毛細胞	25, 26, 28, 35
なびき	33
なびき運動	29

【に】

II 波	114
ニューロン	45
ニューロン変性	158

【の】

脳幹	4
能動蝸牛	26
能動的機械増幅過程	26

【は】

白色雑音	11, 78
母親語	140
反射弓	88
反対側外側毛帯	116

【ひ】

ピクツキ反射	101, 102
ひずみ語音	72
ひずみ成分耳音響放射	83, 154
ヒヤリングレベル	77
ピンクノイズ	11, 78

【ふ】

フィルタードクリック	10
風疹ウイルス	81
複合音	9
不動毛	35
フルデジタル補聴器	166
ブローカ野	54

【へ】

平均聴力	75
平均聴力レベル	83, 151
ヘンゼン細胞	34, 35

【ほ】

ポーザー型	44
補充現象	69, 153
ホログラフィー法	17

【ま】

膜性ラセン板	28

膜迷路	22
マスキング	75, 78
マスキング雑音	78
マルチトーカーノイズ	180
慢性騒音難聴	79

【め】

迷路骨包	22
メンタルモデル	55

【よ】

IV 波	116

【ら】

ライスネル膜	26, 37
ラセン神経節	24, 35, 38
ラセン神経末梢	28

【り】

リクルートメント現象	69, 153
流行性耳下腺炎	81
両耳間減衰量	78
両耳間相互作用	116
両側上オリーブ体	117

【れ】

レシーバ・スチミレータ	175
連続周波数ティンパノメトリー	99

【ろ】

聾	151
67 式語表	64

【A】

ABLB テスト	153
ABR	66, 105
Aku-meter	65
AP	123

【C】

chopper type	44, 154
CNV	105
COR	83, 85
C^5-dip	79

【D】

dB	5
DPOAE	83, 135, 154
DPSOAE	135

【E】

EcIi ニューロン	45
ECochG	86, 105
ERP	86

【F】

FFR	105, 108

【H】

Heschl 回	45
HL	8
Hz	5

【I】

IC	116

【L】

LL	116
LSO	111

【M】

Madsen 型電気音響ブリッジ	90, 95
mel	5
MGB	119
MLR	66, 105
Moro 反射	85, 101
MS	117
MSO	111

【N】

NTB	111

【O】

OAE	86, 135
on type	44, 154

【P】

pauser type	44
phon	5
primary-like type	44
PSP	123

【S】

SFOAE	136
SISI テスト	153
slow brainstem response	119
SN_{10}	119
SOC	116, 117
sone	5
SPL	8
SSEP	123
sustained type	154
SVR	66, 86, 105

【T】

TEOAE	135

【Z】

Zwislocki 型機械的音響ブリッジ	94

―― 著者略歴 ――

舩坂　宗太郎（ふなさか　そうたろう）
1955 年　東京大学医学部医学科卒業
1960 年　東京大学大学院生物系研究科博士課程修了
　　　　（第 4 臨床医学課程），医学博士
1960 年　東京大学助手
1964 年　東京大学講師
1970 年　東京大学助教授
1984 年　東京医科大学教授
1997 年　東京医科大学名誉教授

聴覚診断と聴覚補償
Hearing Disorder and Its Treatment　　Ⓒ （社）日本音響学会　2007

2007 年 2 月 28 日　初版第 1 刷発行

検印省略	編　　者	社団法人　日本音響学会 東京都千代田区外神田2-18-20 ナカウラ第5ビル2階
	発 行 者	株式会社　コ ロ ナ 社 代 表 者　牛 来 辰 巳
	印 刷 所	壮光舎印刷株式会社

112-0011　東京都文京区千石 4-46-10
発行所　株式会社　コ ロ ナ 社
CORONA PUBLISHING CO., LTD.
Tokyo　Japan
振替 00140-8-14844・電話(03)3941-3131(代)
ホームページ http://www.coronasha.co.jp

ISBN 978-4-339-01111-1　（柏原）　　（製本：愛千製本所）
Printed in Japan

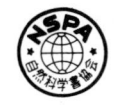

無断複写・転載を禁ずる

落丁・乱丁本はお取替えいたします

音響テクノロジーシリーズ
（各巻A5判）

■(社)日本音響学会編

			頁	定価
1.	音のコミュニケーション工学 －マルチメディア時代の音声・音響技術－	北脇信彦編著	268	3885円
2.	音・振動のモード解析と制御	長松昭男編著	272	3885円
3.	音の福祉工学	伊福部達著	252	3675円
4.	音の評価のための心理学的測定法	難波精一郎 桑野園子 共著	238	3675円
5.	音・振動のスペクトル解析	金井浩著	346	5250円
6.	音・振動による診断工学	小林健二編著	214	3360円
7.	音・音場のディジタル処理	山崎芳男 金田豊 編著	222	3465円
8.	環境騒音・建築音響の測定	橘秀樹 矢野博夫 共著	198	3150円
9.	アクティブノイズコントロール	西村正治 伊勢史郎 宇佐川毅 共著	176	2835円
10.	音源の流体音響学 ─CD-ROM付─	吉川茂 和田仁 編著	280	4200円
11.	聴覚診断と聴覚補償	舩坂宗太郎著	208	3150円
12.	音楽と楽器の音響測定 ─CD-ROM付─	吉川茂 鈴木英男 編著		近刊
13.	音環境デザイン	桑野園子編著		近刊

以下続刊

アコースティックイメージング　秋山いわき
蜂屋弘之 共著
山中一司

波動伝搬における逆問題とその応用　山田・蜂屋
西條・吉川 共著

定価は本体価格＋税5％です。
定価は変更されることがありますのでご了承下さい。

図書目録進呈◆